中国中药资源大典
——中药材系列

中药材生产加工适宜技术丛书

中药材产业扶贫计划

山药生产加工适宜技术

总 主 编　黄璐琦

主　　编　陈随清

副 主 编　王利丽

中国医药科技出版社

内容提要

《中药材生产加工适宜技术丛书》以全国第四次中药资源普查工作为抓手，系统整理我国中药材栽培加工的传统及特色技术，旨在科学指导、普及中药材种植及产地加工，规范中药材种植产业。本书为山药生产加工适宜技术，包括：概述、山药药用资源、山药栽培技术、山药特色加工技术、山药药材质量评价、山药现代研究与应用等内容。本书适合中药种植户及中药材生产加工企业参考使用。

图书在版编目（CIP）数据

山药生产加工适宜技术 / 陈随清主编 . — 北京：中国医药科技出版社，2018.3

（中国中药资源大典 . 中药材系列 . 中药材生产加工适宜技术丛书）

ISBN 978-7-5067-9755-9

Ⅰ . ①山… Ⅱ . ①陈… Ⅲ . ①山药－中药加工 Ⅳ . ① R282.71

中国版本图书馆 CIP 数据核字（2017）第 286076 号

美术编辑 陈君杞

版式设计 锋尚设计

出版 中国医药科技出版社

地址 北京市海淀区文慧园北路甲 22 号

邮编 100082

电话 发行：010-62227427 邮购：010-62236938

网址 www.cmstp.com

规格 710×1000mm ¹/₁₆

印张 7 ¹/₄

字数 63 千字

版次 2018 年 3 月第 1 版

印次 2018 年 3 月第 1 次印刷

印刷 北京盛通印刷股份有限公司

经销 全国各地新华书店

书号 ISBN 978-7-5067-9755-9

定价 25.00 元

序

　　我国是最早开始药用植物人工栽培的国家，中药材使用栽培历史悠久。目

前，中药材生产技术较为成熟的品种有200余种。我国劳动人民在长期实践中

积累了丰富的中药种植管理经验，形成了一系列实用、有特色的栽培加工方

法。这些源于民间、简单实用的中药材生产加工适宜技术，被药农广泛接受。

这些技术多为实践中的有效经验，经过长期实践，兼具经济性和可操作性，也

带有鲜明的地方特色，是中药资源发展的宝贵财富和有力支撑。

　　基层中药材生产加工适宜技术也存在技术水平、操作规范、生产效果参差

不齐问题，研究基础也较薄弱；受限于信息渠道相对闭塞，技术交流和推广不

广泛，效率和效益也不很高。这些问题导致许多中药材生产加工技术只在较小

范围内使用，不利于价值发挥，也不利于技术提升。因此，中药材生产加工适

宜技术的收集、汇总工作显得更加重要，并且需要搭建沟通、传播平台，引入

科研力量，结合现代科学技术手段，开展适宜技术研究论证与开发升级，在此

基础上进行推广，使其优势技术得到充分的发挥与应用。

　　《中药材生产加工适宜技术》系列丛书正是在这样的背景下组织编撰的。

该书以我院中药资源中心专家为主体，他们以中药资源动态监测信息和技术服

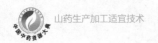

务体系的工作为基础，编写整理了百余种常用大宗中药材的生产加工适宜技术。全书从中药材的种植、采收、加工等方面进行介绍，指导中药材生产，旨在促进中药资源的可持续发展，提高中药资源利用效率，保护生物多样性和生态环境，推进生态文明建设。

丛书的出版有利于促进中药种植技术的提升，对改善中药材的生产方式，促进中药资源产业发展，促进中药材规范化种植，提升中药材质量具有指导意义。本书适合中药栽培专业学生及基层药农阅读，也希望编写组广泛听取吸纳药农宝贵经验，不断丰富技术内容。

书将付梓，先睹为悦，谨以上言，以斯充序。

中国中医科学院　院长

中 国 工 程 院 院 士　张伯礼

丁酉秋于东直门

总 前 言

中药材是中医药事业传承和发展的物质基础，是关系国计民生的战略性资源。中药材保护和发展得到了党中央、国务院的高度重视，一系列促进中药材发展的法律规划的颁布，如《中华人民共和国中医药法》的颁布，为野生资源保护和中药材规范化种植养殖提供了法律依据；《中医药发展战略规划纲要（2016—2030年）》提出推进"中药材规范化种植养殖"战略布局；《中药材保护和发展规划（2015—2020年）》对我国中药材资源保护和中药材产业发展进行了全面部署。

中药材生产和加工是中药产业发展的"第一关"，对保证中药供给和质量安全起着最为关键的作用。影响中药材质量的问题也最为复杂，存在种源、环境因子、种植技术、加工工艺等多个环节影响，是我国中医药管理的重点和难点。多数中药材规模化种植历史不超过30年，所积累的生产经验和研究资料严重不足。中药材科学种植还需要大量的研究和长期的实践。

中药材质量上存在特殊性，不能单纯考虑产量问题，不能简单复制农业经验。中药材生产必须强调道地药材，需要优良的品种遗传，特定的生态环境条件和适宜的栽培加工技术。为了推动中药材生产现代化，我与我的团队承担了

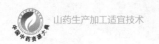
农业部现代农业产业技术体系"中药材产业技术体系"建设任务。结合国家中医药管理局建立的全国中药资源动态监测体系，致力于收集、整理中药材生产加工适宜技术。这些适宜技术限于信息沟通渠道闭塞，并未能得到很好的推广和应用。

本丛书在第四次全国中药资源普查试点工作的基础下，历时三年，从药用资源分布、栽培技术、特色适宜技术、药材质量、现代应用与研究五个方面系统收集、整理了近百个品种全国范围内二十年来的生产加工适宜技术。这些适宜技术多源于基层，简单实用、被老百姓广泛接受，且经过长期实践、能够充分利用土地或其他资源。一些适宜技术尤其适用于经济欠发达的偏远地区和生态脆弱区的中药材栽培，这些地方农民收入来源较少，适宜技术推广有助于该地区实现精准扶贫。一些适宜技术提供了中药材生产的机械化解决方案，或者解决珍稀濒危资源繁育问题，为中药资源绿色可持续发展提供技术支持。

本套丛书以品种分册，参与编写的作者均为第四次全国中药资源普查中各省中药原料质量监测和技术服务中心的主任或一线专家、具有丰富种植经验的中药农业专家。在编写过程中，专家们查阅大量文献资料结合普查及自身经验，几经会议讨论，数易其稿。书稿完成后，我们又组织药用植物专家、农学家对书中所涉及植物分类检索表、农业病虫害及用药等内容进行审核确定，最终形成《中药材生产加工适宜技术》系列丛书。

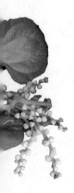

在此，感谢各承担单位和审稿专家严谨、认真的工作，使得本套丛书最终付梓。希望本套丛书的出版，能对正在进行中药农业生产的地区及从业人员，有一些切实的参考价值；对规范和建立统一的中药材种植、采收、加工及检验的质量标准有一点实际的推动。

2017年11月24日

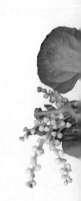

3

前　言

　　山药是我国传统大宗药材，始载于《神农本草经》，列为上品，具有悠久的药用历史，其味甘、性平，归脾、肺、肾经，具有补脾养胃、生津益肺、补肾涩精的功效，老幼妇儿皆宜，备受历代医家推崇。山药亦可食用，为上佳食材。为了使广大读者对山药这一药用资源进行全面的了解与认识，本书作者参考了国内外有关山药的研究论文及著作，从山药的药用资源概况、生物学特性、地理分布、栽培及特色加工技术、商品规格、药材质量、化学成分、现代应用等方面对山药生产加工适宜技术进行了详细的介绍。

　　本书可为从事山药生产、加工、经营者提供参考，亦可作为从事山药资源开发专业技术人员的参考书。同时，普通民众也可作为了解山药这一药食两用品种的科普书籍。

　　由于编者水平所限，书中疏漏在所难免，希望广大读者提出宝贵意见！

编者

2017年10月

目　录

第1章　概述 1

第2章　山药药用资源 5
一、形态特征及分类检索 6
二、生物学特征 15
三、地理分布 21
四、生态适宜分布区域与适宜种植区域 22

第3章　山药栽培技术 25
一、种子种苗繁育 26
二、山药栽培技术 30
三、采收与产地加工技术 44

第4章　山药特色加工技术 49

第5章　山药药材质量评价 57
一、本草考证 58
二、药材质量标准 71
三、商品规格等级 76

第6章　山药现代研究与应用 83
一、化学成分 84
二、药理作用 87
三、DNA分子标记技术在山药真伪鉴别中的应用 91
四、山药临床应用 93
五、山药保健作用 95

参考文献 97

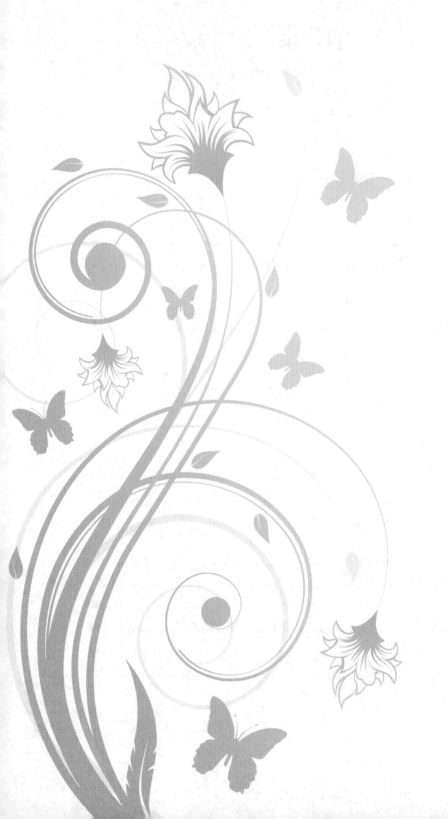

第1章

概　述

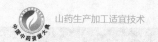

　　山药（Dioscoreae Rhizoma）始载于《神农本草经》，列为上品。在本草中山药沿用的名称尚有署预、薯预、薯蓣等，根据《中国药典》（2015年版）规定，山药为薯蓣科植物薯蓣*Dioscorea opposita* Thunb.的干燥根茎。味甘，平。归脾、肺、肾经。具有补脾养胃，生津益肺，补肾涩精的功效。用于治疗脾虚食少，久泻不止，肺虚喘咳，肾虚遗精，带下，尿频，虚热消渴等症。山药按性状可分为毛山药、光山药和山药片。毛山药是在冬季茎叶枯萎后采挖，切去根头，洗净，除去外皮和须根，干燥而成；山药片是直接除去外皮，趁鲜切厚片，干燥；光山药是将肥大顺直的干燥毛山药，置清水中，浸至无干心，闷透，切齐两端，用木板搓成圆柱状，晒干，打光而成。山药饮片包括山药片和麸炒山药。麸炒山药能够补脾健胃，可用于脾虚食少、泄泻便溏、白带过多。

　　山药产地自古以来就有记载，宋代以前在山西、河南、山东、浙江、江苏、安徽、江西、四川等地，自明代开始，认为河南古怀庆府（现属焦作地区）为道地产区，沿袭至今。山药的品质评价古文献研究较少，唐代以皮红、表面毛多为佳，宋代以刮皮显白色者为佳，现代研究以质坚实、粉性足、色洁白者为佳。山药中含有多种化学成分，主要有薯蓣皂苷、多糖、多种氨基酸及微量元素。现代药理和临床研究表明，山药具有降血糖、降血脂、抗肿瘤、抗病毒、延缓衰老、提高机体免疫功能、保肝等作用，可药食两用。目前，对山药的综合开发利用研究较多，除药用外，山药作为保健食品也得到了广泛关注，目前市场上有山药饮料、山药粉、脱水山药片、山药面条及山药淀粉等多种形式的食品。我国山药资源丰富，河南、山西、广西、广东等地均有栽培，不同地区有不同的栽培品种、加工方法及食用习惯，因此，有必要对山药的药用资源、栽培技术、采收加工、药理药效及开发利用进行总结并对实际生产进行指导，有利于提高山药综合利用与开发技术水平，促进山药产业的健康发展。

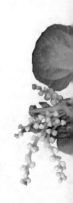

第2章

山药药用资源

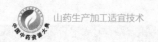

一、形态特征及分类检索

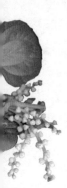

山药来源于薯蓣科（Dioscoreaceae）薯蓣属（*Dioscorea*）植物，多数为栽培品。该科植物的特征主要为缠绕草质或木质藤本，少数为矮小草本。地下部分为根状茎或块茎，形状多样。茎左旋或右旋，有毛或无毛，有刺或无刺。叶互生，有时中部以上对生，单叶或掌状复叶，单叶常为心形或卵形、椭圆形，掌状复叶的小叶常为披针形或卵圆形，基出脉3～9，侧脉网状；叶柄扭转，有时基部有关节。花单性或两性，雌雄异株，很少同株。花单生、簇生或排列成穗状、总状或圆锥花序；雄花花被片（或花被裂片）6，2轮排列，基部合生或离生；雄蕊6枚，有时其中3枚退化，花丝着生于花被的基部或花托上；退化子房有或无。雌花花被片和雄花相似；退化雄蕊3～6枚或无；子房下位，3室，每室通常有胚珠2，少数属多数，胚珠着生于中轴胎座上，花柱3，分离。果实为蒴果、浆果或翅果，蒴果三棱形，每棱翅状，成熟后顶端开裂；种子有翅或无翅，有胚乳，胚细小。

本科约有9属650种，广布于全球的热带和温带地区，尤以美洲热带地区种类较多。我国只有薯蓣属 Dioscorea L.约有49种。

薯蓣（*Dioscorea opposita* Thunb.）为该属植物的主要种。其形态特征为缠绕草质藤本，块茎长圆柱形，垂直生长，长可达1m多，断面干时白色（图

2-1，图2-2）。茎通常带紫红色，右旋，无毛。单叶，在茎下部互生，中部以上对生，很少3叶轮生；叶片变异大，卵状三角形至宽卵形或戟形，长3～9（～16）cm，宽2～7（～14）cm，顶端渐尖，基部深心形、宽心形或近截形，边缘常3浅裂至3深裂，中裂片卵状椭圆形至披针形，侧裂片耳状、圆形、近方形至长圆形；幼苗时一般叶片为宽卵形或卵圆形，基部深心形（图2-3）。叶腋内常有珠芽。雌雄异株。雄花序为穗状花序，长2～8cm，近直立，2～8个着生于叶腋，偶尔呈圆锥状排列；花序轴明显地呈"之"字状曲折；苞片和花被片有紫褐色斑点；雄花的外轮花被片为宽卵形，内轮卵形，较小；雄蕊6。雌花序为穗状花序，1～3个着生于叶腋（图2-4）。蒴果不反折，三棱状扁圆形或三棱状圆形，长1.2～2cm，宽1.5～3cm，外面有白粉；种子着生于每室中轴中部，四周有膜质翅。花期6～9月，果期7～11月。该种栽培历史悠久，栽培品种较多，这里主要介绍目前产量较大的栽培品种。

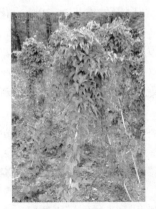
图2-1　薯蓣原植物

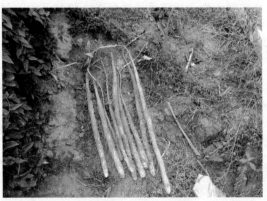
图2-2　薯蓣根茎

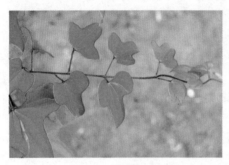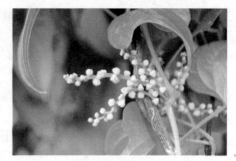

图2-3　薯蓣叶片　　　　　　　　　　　图2-4　薯蓣花序

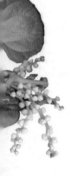

　　铁棍山药：为薯蓣科植物薯蓣*Dioscorea opposita* Thunb.的栽培品种。其主要特征为草质藤本，蔓性柔软，光滑，不能自立。每株一般只有1条主茎，平均长5～6m。茎蔓右旋，细长，具棱，光滑无毛，通常为绿色或绿色略带紫条纹。叶片浅绿色，较薄，戟形，先端尖锐。叶腋间着生零余子（俗称山药蛋），零余子球形，体小，量少，深褐色。根茎圆柱状，尖端多呈杵状，一般长度30～40cm，直径2～3cm，单株重一般为0.2～2kg（图2-5）。表皮黄褐色，毛孔稀疏、浅，须根较细。薯蓣为雌雄异株，栽培品种中多数为雄株，雌株较少。雄花主要着生于雄株茎蔓叶腋处，穗状花序，每个花序着生雄花2～20朵，花极小，花期6月下旬至8月上旬，50～60天。雌花也为穗状，花序下垂，每个花序有1～11朵，互生，花期与雄株同步。果实为蒴果，有3翅，翅与翅之间呈新月形，表面被白色粉状物，果期8～10月。蒴果有种子6枚，在3个翅中，每翅共夹2粒错开排列的种子，种子周围被薄翅环抱，沿果轴有一条切线。种子扁圆形，褐色或者深褐色，一般每千粒重10g左右。铁棍山药植株长势较弱，产量较低，每亩产鲜山药700~1000kg，折干率高，约为25%。

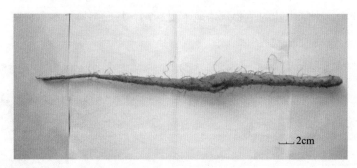

图2-5 铁棍山药

怀山药（太谷山药）：为薯蓣科植物薯蓣*Dioscorea opposita* Thunb.的栽培品种。主要形态特征与铁棍山药相似（图2-6）。茎蔓右旋，细长，紫色或紫红色。叶片深绿色，厚，卵状三角形至宽卵形或戟形，叶腋间着生零余子，体大，量多，形状不规则，褐色。根茎圆柱形，较粗，一般长60~70cm，直径5~6cm，表皮褐色，较厚，毛孔密、深，须根较粗。未膨大根茎粗壮，断面色白，较细腻，黏液质多，质脆易断。该品种植株长势强，每亩产鲜山药2500kg以上，折干率较低，约为20%。

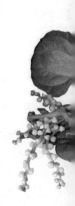

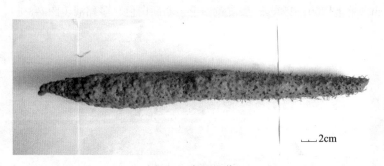

图2-6 太谷山药

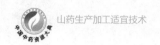

麻山药：为薯蓣科植物薯蓣的栽培品种之一，主要栽培于河北省蠡县，栽培面积较大，为麻山药的主要栽培地（图2-7）。其形态特征参考薯蓣。

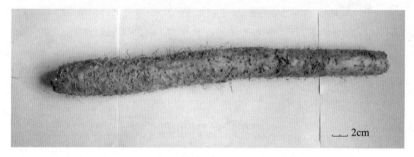

图2-7　麻山药

长山药：为薯蓣科植物薯蓣栽培品种之一。长山药适应性强，可在我国大多数地区种植，目前山西、山东菏泽、陕西渭南、湖北襄阳等地栽培面积较大。长山药为缠绕藤本，植株长势旺盛，茎圆形，紫色中带绿色条纹，右旋，主茎多分枝，除基部节间分枝较少外，每个叶腋间均有侧枝，叶腋处生或不生珠芽。穗状花序生于主枝或侧枝的叶腋内，花小，黄色，花被片6片。蒴果三棱形，干枯后脱落。地下块茎圆柱形，长130～160cm，最长可达2m，粗3～7cm，最粗可达13cm，单重1500～2500g；表皮黄白色，断面白色，多黏液（图2-8）。

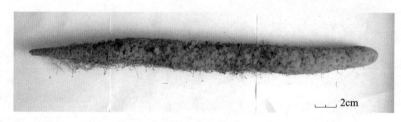

图2-8　长山药

薯蓣科植物分类检索表

1　地下为根状茎；单叶；茎和叶不被丁字形毛 … **根状茎组Sect. Stenophora Uline**

1　地下为块茎；单叶。

　2　茎和叶被丁字形毛 …………………… **甘薯*Dioscorea esculenta*（Lour.）Burkill**

　2　茎和叶不被丁字形毛。

　　3　花被片离生。

　　　4　种子着生于中轴胎座中部，种翅周生（周生翅组 Sect. Enantiophyllum Uline）。

　　　　5　茎具有4条翅 …………………………………… **参薯*Dioscorea alata* L.**

　　　　5　茎无翅。

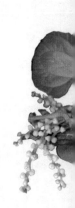

　2　蒴果长大于宽，三棱状倒卵形、三棱状长圆倒卵形或三棱状椭圆形；叶片近圆形或为卵形。

　　3　蒴果三棱状倒卵形或三棱状长圆倒卵形，顶端凹；叶片近圆形…………
………………………………… **丽叶薯蓣*Dioscorea aspersa* Prain et Burkill**

　　3　蒴果三棱状椭圆形，顶端不凹；叶片为卵形至近圆形…………………
………………………………… **尖头果薯蓣*Dioscorea bicolor* Prain et Burkill**

2　蒴果宽大于长，三棱状扁圆形或三棱状圆形。

　　4　叶片较狭，线形、线状披针形、披针形、卵状披针形至长圆形，宽0.7～

3（～4）cm，背面常有白粉或呈粉绿色；雄的穗状花序通常不排列呈

圆锥状。

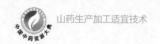
5 叶片较狭长，线状披针形至披针形或线形，基部圆形、心形至箭形，长5～15cm

      …………………………………… **柳叶薯蓣*Dioscorea lineari-cordata* Prain et Burkill**

5 叶片较短，卵状披针形至长圆形或倒卵状长圆形，基部圆形，长2～7（～9）cm

      …………………………………… **大青薯*Dioscorea benthamii* Prain et Burkill**

4 除茎端外，全株不为上种叶形，宽（1～2～）3～22cm，若为上种叶形，则不是

叶背无白粉，就是雄的穗状花序通常排列呈圆锥状。

  6 叶片通常革质，长椭圆状卵形至卵圆形，或为卵状披针形；块茎为卵形、

    球形、长圆形至葫芦状 ………………… **薯莨*Dioscorea cirrhosa* Lour.**

  6 叶片纸质。

    7 叶缘常3浅裂至3深裂，叶片为卵状三角形至宽卵形或戟形 ………………

      …………………………………… **薯蓣*Dioscorea opposita* Thunb.**

    7 叶缘无明显3裂。

      8 雄的穗状花序通常2至数个或单个着生于叶腋；叶片三角状披针形、长

        椭圆状狭三角形至长卵形，基部心形至箭形或戟形，有时近截形或圆形

      …………………………………… **日本薯蓣*Dioscorea japonica* Thunb.**

      8 雄的穗状花序通常排列呈圆锥花序。

        9 叶表面网脉明显；茎具有棱4～8条；茎、叶柄和叶片干时常呈红褐色

      …………………………………… **褐苞薯蓣*Dioscorea persimilis* Prain et Burkill**

9　叶表面网脉通常不明显；茎通常无明显的棱；茎、叶柄和叶片干时通常不呈红褐色。

10　雄花具有3个发育雄蕊，并与3个退化雄蕊互生；叶片长椭圆状卵形至卵圆形，或为卵状披针形，基部圆形或浅心形 ……………………………………

………………………………… 多毛叶薯蓣*Dioscorea decipiens* Hook. f.

10　雄花具有6个发育雄蕊。

11　块茎外皮脱落；叶片通常为卵形，或为长椭圆状卵形至卵状披针形，基部心形至圆形或截形，少数箭形或戟形 …………………………………

………………………………… 光叶薯蓣*Dioscorea glabra* Roxb.

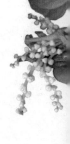

11　块茎外皮不脱落。

12　叶片较狭，通常为宽披针形至椭圆状卵形，宽1.5～8（～13）cm，基部近截形、圆形、心形至箭形或戟形 ……………………………………

………………………………… 山薯*Dioscorea fordii* Prain et Burkill

12　叶片较宽大，卵形至卵圆形，或为长椭圆状卵形，宽4～22cm，基部心形、深心形至箭形。

13　叶片稍宽，圆形或卵形，宽6～22cm，基部心形或深心形…………

………………………………… 盈江薯蓣*Dioscorea wallichii* HK. f.

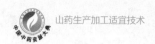
13　叶片稍狭，长椭圆状卵形至卵形，或为卵圆形，宽4~14cm，基部心形、深心形至箭形或戟形 ……………………………………………………………

…………………… 无翅参薯*Dioscorea exalata* C. T. Ting et M. C. Chang

4　种子着生于中轴胎座顶部，种翅向基部延伸[基生翅组 Sect. Opsophyton Uline]

………………………………………………… 黄独*Dioscorea bulbifera* L.

3　花被基部合生成管；种子生于中轴胎座中部以下，种翅向顶端延伸（顶生翅组 Sect. Shannicorea Prain et Burkill）。

14　叶片薄纸质；雄株的小聚伞花序无梗贴生在花序轴上，有微小的短毛；花被管碟形 ……… 卷须状薯蓣*Dioscorea tentaculigera* Prain et Burkill

14　叶片纸质；雄株的小聚伞花序有梗着生在花序轴上，有密或稀疏曲柔毛，至几无毛；花被管杯形或钟状。

15　叶片长等于宽或较宽，宽心形、肾状心形、卵状心形或圆心形。

16　叶背面无毛或有疏柔毛；蒴果光滑无毛 …………………………

………………………… 毛胶薯蓣*Dioscorea subcalva* Prain et Burkill

16　叶背面密生柔毛；蒴果有柔毛。

17　叶片宽心形、肾状心形，顶端凸尖；蒴果边缘深波状 …………

………………… 云南薯蓣*Dioscorea yunnanensis* Prain et Burkill

17　叶片卵状心形、圆心形，顶端渐尖或尾状渐尖；蒴果边缘全缘，不为深波

状，偶有浅波状 ………………… **黏山药*Dioscorea hemsleyi* Prain et Burkill**

15　叶片长大于宽，长心形、三角状心形或三角状卵形。

18　植株略有疏柔毛 ……………… **光亮薯颈*Dioscorea nitens* Prain et Burkill**

18　植株有较密的柔毛，易脱落，但叶背与花序轴的毛较不易脱落。

19　叶背面有白色柔毛；花序轴不分枝 …………………………………………

………………………… **柔毛薯蓣*Dioscorea martini* Prain et Burkill**

19　叶背面有黄褐色柔毛；花序轴常有分枝 ……………………………………

…………………… **毡毛薯蓣*Dioscorea velutipes* Prain et Burkill**

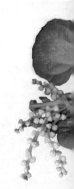

二、生物学特征

（一）山药生长发育特性

山药在3月中下旬至4月中旬栽种，经过休眠期、幼苗期、甩条盘棵期、根茎膨大期、成熟期5个生长发育阶段，10月中下旬地上茎叶衰老枯黄、地下根茎停止生长，开始进入休眠期。山药生长周期为1年。生长期6～7个月，180天以上。休眠期5个多月，150天以上。

1. 休眠期

山药在10月停止生长后，就进入长达5个多月的休眠期，基本停止生理活

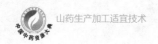

动，即使人为地给其创造适宜的温度、湿度等环境条件，也不会发芽。山药茎蔓叶腋间生长的零余子（山药蛋），在8～9月成长后，也立即进入休眠状态。导致山药进入休眠期状态的原因是新成长的山药和零余子里含有一种抑制素，具有极强的抑制生长、促进休眠的作用。这种抑制素称为山药素。山药一经完成了休眠，它的生长能力十分顽强，即使随便堆放在室内的地上或者埋在干沙里，也可以抽生出长1m左右的茎条，并能形成10g左右的新根茎。较大的零余子虽然也能抽生出10cm左右的株条，但株条很细。

2. 幼苗期

山药从发芽、出苗到放叶为幼苗期，时间在4月初至5月中旬，30～45天。山药经过休眠期，于3月下旬至4月中旬栽种后，山药栽子最上端的芽原基开始萌动，芽原基分生带分裂出茎原基，随着茎原基的伸长，产生维管束。维管束周围的薄壁细胞继续分裂到一定程度后，叶原基也随之产生。芽原基继续生长，直至伸出地面成苗。零余子的芽原基也是在生长过程中形成的，出苗与山药芦头出苗类似。山药幼苗期根系发育基本与它的萌发、出苗同步进行，于芽基内部从各个分散着的维管束外围细胞发生根原基，继而根原基穿出表皮，逐渐形成主要吸收根系。比较而言，在幼苗期，根的发育比地上茎叶的发育要快得多。

3. 甩条盘棵期

山药从展叶到现蕾为甩条盘棵期，时间在5月上中旬至6月中下旬，历时60

天左右。这一时期以生长地上茎蔓和叶片为主，地下根茎虽也同时生长，但极其缓慢，在总生育期1/3的时间里，根茎的生长量不及其总重量的2%。山药从第一片叶展开并进行光合作用，制造养分供自身生长起，即进入甩条盘棵期。在甩条盘棵期，主要任务是生长地上茎叶，到6月下旬开始现蕾，地下根茎形成雏形，转入下一个生育期。

4．根茎膨大期

7月上中旬，就进入整个生育期中的最重要时期——地下根茎膨大期，大约到9月上中旬根茎基本停止生长时才转入下一个生育期。

进入根茎膨大盛期的标志：在地上部分，表现为主茎上的侧枝大量产生，所有叶片都充分展开，枝繁叶茂，鲜重达到最大值，逐步停止生长。叶片光合作用所制造的养分也开始转变流向，越来越多地向储藏器官——地下根茎输送，使之伸长、增粗的速度加快并开始现蕾开花，在叶腋间生出零余子（山药蛋）。在地下部分，种栽的养分被消耗80%以上，干瘪枯瘦，仅见纤维躯壳，吸收根已经充分发育。主根长度达到80cm以上，侧根再生侧根，布满耕作层。在地上部主茎的基端已经形成根茎原基，并且有一定的生长，形成具有强大分生能力的细胞群。在它的表皮内，已经形成根茎的基本组织，内有散生的维管束。根茎的尖端呈白褐色，虽然还很幼小，但却已为进入膨大盛期、快速成长为大山药体准备了良好的基础条件。怀山药的整个生育期为4月初至10月中旬，

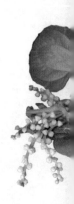

共180～200天。其中根茎膨大盛期为7月20日至9月10日，共50天，占全生育期的27%左右，而地下根茎的增长却是全生育期的70%～80%。所以，根茎膨大期是山药能否丰产的最关键时期。

5. 成熟期

山药一般在霜降以后，即10月下旬完全停止生长，故其成熟期应在10月底。此时由于气温下降，日照时数缩短，光照强度减弱，地上茎叶开始枯萎，地下部分吸收根失去活力，毛根也逐渐枯死，根茎尖端变圆，内部充实，表皮硬化，各种营养成分逐渐稳定并达到充分成熟。这些对山药产量的形成和储藏期的延长都具有非常重要的作用。

（二）生长习性

1. 土壤

中药材怀山药的道地产地主要在焦作市辖区，即旧称怀庆府的牛角川地带，黄河从黄土高原下来，流经沁、丹二水纵穿太行山至沁阳城北会合，向东南流入黄河，全境系黄、沁、丹冲积平原，土层深厚，肥沃，富含腐殖质和多种营养成分。

山药为深根性植物，以土层深厚、疏松肥沃、排水良好的沙质壤土为最适宜，根茎皮光形正。黏土易使根茎须根多，根痕大，形不正，易生扁头和分权。低洼地、盐碱地不宜种植。山药喜欢微碱性沙土壤，适宜pH值为6～8。

pH值在5以下的酸性土壤，山药易发生支杈、根瘤，并且不能正常生长，不适宜种植。pH值超过8的重碱性土壤，山药根茎下伸困难以致不能下伸，也不适宜种植。种过山药的地块，土壤中线虫病较严重，连作会影响产量，故不宜连作。宜与玉米、小麦等禾本科作物轮作。

2. 水分

为了生产出无公害山药，一定要使用无污染的井水灌溉，避免有害物质随水进入种植山药的地里。从栽种到出苗，土壤含水量一般保持在15%～18%。含水量过高，容易造成烂种；含水量过低，也会影响出苗，即使出苗也会影响正常生长。山药出苗后，根系已有一定发育，可从土壤中吸收大量的水分，在此期间土壤含水量可略低于出苗期，但也不宜过低，更不能过高，如果土壤含水量超过25%，会引起根系染病腐烂。山药转入膨大期后，正值天气炎热，气温升高，光照充足，光合作用进入盛期，需要较多的水分。在此期间，土壤的含水量可以略高，一般保持在18%～20%，最高不能超过22%。山药生长后期，对土壤需求量降低，保持在16%～18%。霜降以后，当40cm深处土壤含水量超过22%时，应立即采挖。

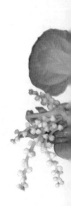

3. 养分

山药是高耐肥作物，一生的需肥量是其他作物的几倍。实践得出每生产1000kg山药，约需吸收氮4.32kg、磷1.07kg、钾5.38kg，还需要一定量的中量、

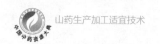

微量元素等。山药生长发育需要从土壤中摄取几十种元素，需求较大的如氮、磷、钾、钙、镁、硫等大量元素；而需要量小的如硼、钼、锌、铜、锰等元素。一般情况下，钙、镁、硫等元素大多数土壤中的含量已经可以满足山药生长的需要。氮、磷、钾等元素土壤中的含量少，同时山药生长的需求量大，往往不能满足需要，必须靠施肥来补充。因此，将氮、磷、钾称作肥料三要素。但不论哪一种元素，都是山药生长发育所不能缺少且不能替代的。

4. 温度

山药是喜温作物，最适宜的生长温度为20～30℃，但不同生育期对温度的要求也不相同，地上部分和地下部分对温度的要求也有差异。

山药发芽的适宜温度为15℃。地上茎叶在幼苗期的最适宜温度为15～20℃；进入生长盛期后，地上茎叶生长的最适宜温度为25～28℃。山药叶片光合作用的最适宜温度为25～28℃，气温在这个范围内，光能利用率高，养分运转快，是制造有机物质的最佳时期。山药根茎形成和膨大的最适宜温度为20～24℃，而且若保持昼夜温差5～10℃，将会大大提高产量。山药进入休眠期后，根茎具有很强的耐低温能力，并可以抑制养分的消耗，延长储藏期。山药开花的适宜温度为20～30℃，温度在15℃以下时不开花。

5. 大气

若空气中含有有害物质，对山药的生长和品质则会有严重的影响。种植山药的地方要远离对空气有污染的工矿企业，保持周围环境空气的清洁。

6. 光照

山药喜欢强光照。在光照由短变长、由弱变强时，主要生长地上茎叶；在光照由长变短、由强转弱时，地下的储藏器官——根茎的生长才由慢变快，到生长后期又由快变慢，最后停止生长，趋向成熟。

零余子（山药蛋）的形成、生长也与日照时数有关，在日照时数逐日变短的情况下，才在地上茎蔓的中上部位的叶腋间逐渐形成和生长。

三、地理分布

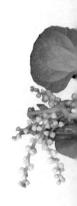

山药属于高温短日照植物，起源于热带和亚热带地区，按起源地可分为亚洲群、非洲群和美洲群。主要的栽培种有薯蓣（*D. opposita*）、参薯（*D. alata*）、日本薯蓣（*D. japonica*）、黄独（*D. bulbifera*）、山薯（*D. fordii*）等。各个种的驯化是相互独立进行的，历史久远。经过上千年的演化和生产过程逐渐形成了多个栽培驯化中心，有中国、东南亚、西非、加勒比海及南美等栽培驯化中心，并有不断向其他国家和地区传播的趋势。现今，薯蓣属约有600多种，广泛分布于热带及温带地区；我国约有49种，主产西南和东南部，西北和北部较少。主要分布于东北、河北、山东、河南、安徽淮河以南（海拔150～850m）、江苏、浙江（海拔450～1000m）、江西、福建、台湾、湖北、湖

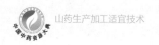

南、广西北部、贵州、去南北部、四川（海拔700～500m）、甘肃东部（海拔950～1100m）、陕西南部（海拔350～1500m）等地。生于山坡、山谷林下，溪边、路旁的灌丛中或杂草中；或为栽培。本属中许多种类具有重要的经济价值，如热带和亚热带地区广为栽培的甜薯（*D.esculenta* Lour. Burkill）、参薯（*D.alata* L.）和温带地区普遍栽培的薯蓣（*D.opposita* Thunb.）常供食用和药用。薯莨（*D.cirrhosa* Lour.）为我国中南、西南和台湾的特产，块茎内含鞣质可高达30.7%，可提制烤胶及作酿酒的原料，此外还含有一种酚类化合物，是较好的止血药。更重要的是在薯蓣属根状茎组中有不少种类如穿龙薯蓣（*D.nipponica* Makino），盾叶薯蓣（*D.zingibernsis* C.H.Wright）等，其根状茎中含有薯蓣皂苷元（Diosgenin），是合成避孕药及生产甾体激素类药物的重要原料。

四、生态适宜分布区域与适宜种植区域

产于河南省北部焦作市所辖的武陟县、温县、沁阳市、博爱县、孟州市的中药材称为怀山药，地理位置位于北纬32°42′～33°02′，东经112°08′～118°06′之间。该区域南临黄河，北依太行山区，属于黄河和沁河夹角30°的冲积平原，海拔81.3～107m。全区地势平坦，土地肥沃，空气质量优良，井渠等农田基本建设配套完整，抗御自然灾害能力较强。该产区

属于典型的大陆季风性气候，四季分明，光照充足，气候温和，雨量充沛，全年日照时数2422.7h，年日照率为55%。作物生长期内日照总数为1973.6小时，占全年日照总时数的79.5%。全年平均气温14.9℃，全年10℃以上气温的时间为223天，≥10℃的活动积温为4600～4870℃，有效积温为4874.8℃，无霜期为220～230日，降水量为500～600mm，降雨主要分布在7～8月。怀山药产区土壤类型较多，肥力较高。全区土壤主要有褐土化中壤土和沙壤土，大部分土层深厚，养分含量较高，保水保肥力强，排灌条件良好。全区土壤各种养分平均含量为：有机质含量1.389%，全氮0.08%，速效氮78.3mg/kg，速效磷7.74mg/kg，速效钾164.3mg/kg，pH 7.89。

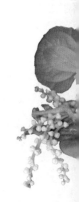

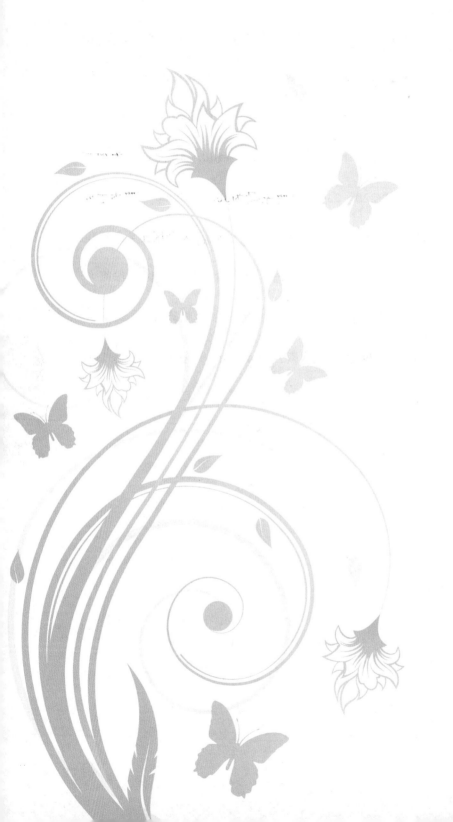

第3章

山药栽培技术

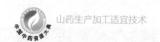

山药为草本植物，我国栽培与使用已有两千多年的历史。山药以其根茎和零余子入药或食用，为滋补、保健的上等佳品。山药具有降低血脂、血糖和防治高血压、心脑血管疾病以及调节胃肠道等功能。河南、山西、江苏、河北、广西、山东、四川等省均有栽培，河南、山西和江苏的栽培面积较大。河南栽培的山药以药用为主，其他省份的山药主要是食用较多。河南焦作（古怀庆府）产的怀山药，主要品种为铁棍山药和太谷山药，药用价值居各山药品种之首。

一、种子种苗繁育

（一）山药种子种苗标准

山药种子饱满度很差，空秕率很高，一般为70%左右，高者达90%以上。生产中多采用无性繁殖材料芦头（薯蓣根茎上端有芽的一节）作为种栽。但芦头繁殖系数低，连续多年栽培会出现种质退化、病害严重、根茎分叉多、单产低及品质变差等问题，故需利用零余子更新复壮。零余子是薯蓣叶腋处着生的珠芽，数量多，繁殖系数高，用零余子做种栽可防止种质退化，提高山药产量。目前市场上芦头和零余子种苗质量良莠不齐，没有相应的种苗质量标准，在一定程度上造成了山药种苗市场混乱，严重影响了山药产量提高和质量稳定。

有学者通过对山药芦头出苗率、单株重、直径等指标的取样测定及中心聚类分析，将山药芦头种苗分为二级（表3-1）。

表3-1　芦头种苗质量分级标准

级别	出苗率（%）	单株重（g）	单株直径（cm）	单株长度（cm）	含水率（%）	净度（%）	纯度（%）
一级	≥94.53	≥23.616	≥1.318	≥21.35	81.36～83.23	100.00	100
二级	≥76.22	≥14.733	≥1.085	≥20.65	77.64～81.35	≥99.86	≥99.90

　　山药零余子圆形或椭圆形，表面粗糙，黄褐色，分布着芽眼，芽眼较稀疏。以发芽率、百粒重、直径、芽眼数、水分、净度和纯度7个指标作为分级标准，得出山药零余子种苗3个等级，各项指标中有1项不达标则降一级（表3-2）。

表3-2　零余子种苗质量分级

级别	发芽率（%）	百粒重（g）	直径（cm）	芽眼数（cm）	含水率（%）	净度（%）	纯度（%）
一级	≥92.70	≥208.01	≥2.195	≥20.5	67.40～68.85	100.00	100
二级	≥88.55	≥152.98	≥1.766	≥16.9	65.96～67.39	100	100
三级	≥72.20	≥65.07	≥1.087	≥11.6	64.69～65.95	99.77	99.52

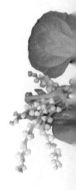

（二）山药种苗繁育

　　种苗的优劣直接影响山药的产量和质量。山药种苗的制备方法有2种：一是使用山药芦头，即块茎有芽的一节，要求栽子长15～20cm，太短了影响种苗质量。二是使用山药零余子，秋末成熟后采收的，可作为栽培良种。用山药芦头作种催芽制备种苗，是比较先进的栽培方法，不但可以提高出苗率和出苗质量，还能缩短块茎在田间的生长周期，增加块茎的最终产量。选用零余子育苗可以更新复壮，尤其是当山药芦头连续种植3～4年后，逐渐发生退化，产量和品质均明显下降，不宜再作为繁殖材料时，必须利用零余子来繁殖新的种苗，既可解决山药块茎数量不足的问题，而且产量高，又能防治品种退化。用山药芦头作种苗，只能采用1～2年的芦头。在生产条件好、种栽充足的情况下，应选择较大的芦头作种。以利于培育壮苗，壮苗是抗病、丰产、增收的基础，种苗素质的优劣，不但直接影响花芽分化、花器发育质量，而且影响植株生长和茎块的商品性及产量等。

1. 零余子繁育种栽

（1）选留零余子 在9月零余子成熟后，选择品种纯正、长势良好的山药田块，在晴天采收零余子。采收时，剔除退化的长形零余子，特别要除去毛孔外凸以及破皮、有病虫危害的零余子，选留健壮饱满、毛孔稀疏且有光泽的零余子贮藏，翌年种栽。

（2）零余子贮藏 零余子收获后，晾2～3天，放在室内竹篓里或木桶里，将零余子与沙混合贮存，室温控制在5℃左右。冬季温度太低时，四周要围好草席，上面盖上秸草或其他的草，以防冻伤。

（3）选地整地　选择土层深厚、地势平坦、肥沃疏松、排灌方便、地下水位在1m以下、无"三废"污染、3年内未种过山药的沙壤土地。前茬以小麦、玉米等禾本科作物为宜。忌与线虫病和根腐病发生较重的作物（如大豆、花生、西瓜等）连作。新茬地在冬前深翻60cm晾晒（不要打乱土层）。春季整地时每亩施优质腐熟农家肥5000kg以上，腐熟饼肥100kg，优质氮磷钾三元复合肥100kg作基肥，肥料施入距地表25～30cm的土层内。田块耧碎整平，做成1.5～2.0m宽的平畦。

（4）播种　地温稳定在10℃以上即可播种，一般在4月上中旬播种。按行距20cm，株距10cm，开沟或开穴点播，沟深8cm。为防治地下害虫，每亩用5%辛硫磷颗粒剂2～2.5kg与15～20kg细土混匀，顺栽植沟撒施，然后下种覆土。

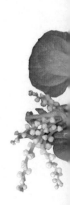

（5）收获　芦头秋末冬初地上茎蔓枯萎后，割去茎蔓，然后从畦的一端开挖一条与山药根茎等深的沟，用特制的山药铲顺行依次挖出山药根茎。采收时，避免折断和损伤表皮，保护芦头。

（6）芦头贮藏　选择脖颈短粗、芽头饱满、无病虫危害、无分叉、色泽正常的山药根茎，选晴天切下20～25cm长的芦头，芦头断面浸70%代森锰锌超微粉5倍药液5分钟后在室外晾晒4～5天，以使表面水分蒸发，断面伤口愈合。然后放入地窖内或干燥的屋角，一层芦头放一层稍湿润的河沙，交替放2～3层，最

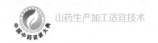

上部盖上草苫等物，以防冻保湿，注意温度控制在5℃左右，贮藏至第二年春季栽种。

秋季收获的山药根茎切下芦头，仍可做下年的种栽，这种方式繁殖的种栽用3年后必须重新用零余子繁殖，以防品种退化。

2. 山药芦头作种栽

山药收获时选择直径2.0～3.5cm、无分叉、无病虫危害的山药根茎，沙藏越冬。翌年春天播种前25～30天，选晴天用坚硬锋利的竹片，或指甲刻印直接将山药根茎折成长约20cm、重200g左右的山药段，山药段的上端做好标记，断面浸70%代森锰锌超微粉5倍药液5分钟后，在室外晒种至山药段皮层呈绿褐色，待土壤温度稳定超过10℃时播种。晒种时种段下铺草，将种段排成一层。若在水泥地上晒种，下边应铺较厚的稻草或玉米秸。晚上有露水时应加覆盖物以防受潮，并避免雨淋。

二、山药栽培技术

（一）选地整地

产地的土壤符合土壤质量GB 15618二级标准，灌溉水符合农田灌溉水质量GB 5084二级标准，空气符合空气质量GB 3095二级标准。选地原则同山药种栽繁育田。过去整地多采用人工深翻，整成平畦种植。目前机械开沟起垄方法已普遍采用。地块平整后，按行距90cm打线，沿线每亩施优质腐熟农家肥5000kg以上，腐熟饼肥100kg，优质氮磷钾三元复合肥100kg作基肥。种植太谷山药和铁棍山药，开沟深度为1m，种植花籽山药，开沟深度为1.5m。开沟后，将垄顶和两侧拍平，用脚沿垄两侧踩实。整地时要注意以下几点。

1. 土壤土质要均匀

土壤中不能混杂有直径为1cm以上的石块，否则山药块茎分枝严重，根形不美观，降低商品性。整地时可将土壤过筛，筛子孔径以0.5～1cm为宜。

2. 土壤要保证一定的pH

pH值在5以下的酸性土壤（如我国南方的红土壤）不宜种植山药，否则块茎易生支根和根瘤。pH值8以上的土壤，块茎下扎困难。适宜的土壤pH值为6～8。

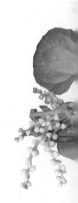

3. 土壤需要深耕

山药块茎具有下扎特性，深度可达30～100cm，因此需将生土深耕，改善土壤结构，降低土壤坚实度，否则不利于块茎的下扎生长。

（二）播种

1. 种栽消毒

山药芦头或山药段在发芽前用50%多菌灵500倍液浸种10分钟，捞出晾干。地温稳定在10℃以上即可播种，一般在4月上中旬。

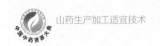

2. 确定播种密度

平畦种植铁棍山药行距30cm，株距20cm；太谷山药行距30cm，株距25～30cm。若按行距90cm机械起垄种植，可适当缩小株距，铁棍山药株距为15cm，怀山药株距为20～25cm。

3. 开挖播种

沟播前将垄顶铲成20cm宽的平面，在平面上正对着深沟上部开挖10cm左右深的播种沟。

4. 播种沟消毒

用70%代森锰锌700倍液或50%多菌灵500倍液顺播种沟喷雾，消灭土传病菌。每亩用5%辛硫磷颗粒剂2～2.5kg顺播种沟撒施，防治地下害虫。

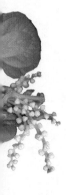

5. 播种和覆土

将药剂浸种的山药芦头或山药段，上端朝同一方向，按要求的株距排放，覆土后拍平。

（三）中耕除草

由于山药出苗后生长很快，所以中耕除草只在早期进行。中耕要求浅耕，只将土壤表面整松即可。在苗高5～10cm时，即可浅松土，培土1次。当苗长高搭架后，只拔草不中耕，以免伤根。

在山药生长过程中，一般杂草的生长也会很旺盛。为避免杂草争夺养分，应及时拔除，但应注意不要损伤块茎和根系。根据田间杂草的轻重，可采用人工拔除或化学除草。杂草轻的，可人工拔除，杂草严重的，需于播后苗前趁墒情较好时，每亩用48%氟乐灵乳油150～200g兑水，进行均匀喷洒。喷后浅耧，灭草保墒。现在有的山药产区，在定植后直接用喷洒除草剂的方法来灭除杂草。施用除草剂，适于山药大面积栽培。需要注意的是，应该根据杂草发生种类，选择合适的除草剂。以禾本科杂草为主的发生地区，可采用氟乐灵、地乐胺和除草通；以莠菜、灰藜为主的杂草，可用利谷隆和除草醚，不管采用哪一种除草剂，都必须在杂草萌发前或杂草刚萌发时施用，这样除草效果才能有保证。如果用药偏晚，杂草大量出土，则影响除草效果。在沙性土壤上栽培山药时，禁止使用扑草净，否则易对山药产生药害。

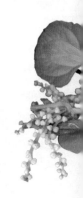

山药产区分布在全国各地，杂草种类较多，其中，常见的有近30种，如灰菜、小藜、灰绿藜、马齿苋、反枝苋、回头苋、小喇叭花、菱角菜、打破碗碗花、野稗、绿狗尾草、抓地草、碎米莎草、蟋蟀草、铁苋菜、猪芽菜、莜草、龙葵、大马蓼、蒺藜、蒲公英、刺儿菜、虎尾草、菟丝子、白鳞莎草、米米蒿、看麦娘、星星草、小鸡草、香附子、千金子等。山药产区分布较广，从东北至华北，直到江南均有种植，山药地中的杂草多种多样，所以应根据杂草类别，正确施用除草剂。

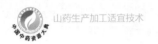

（四）搭架整枝

山药的茎不但长，而且纤细脆弱，具有缠绕性，易被大风吹折，所以科学地搭立支架，应力求稳固。出苗后，一般在苗高30cm以上时，即可搭立支架，以使茎蔓向上生长。支架材料不限，竹竿、秸秆及树枝均可。支架的形式多种多样，比较常用的为人字形架和四角架。人字形架即每株1支，在距地面1.5～2.0m处交叉捆牢；四角架即每4株山药苗各插入1根支架，支架与地面垂直，在支架上端再横架四根架材，然后用绳捆牢。搭立四角架，还可以在横架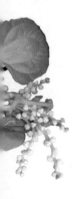中端拉上几根塑料绳，以增加茎蔓上架面积和受光面积，同时也有利于通风，并能防止山药蔓缠绕成团，避免互相影响生长发育。搭架后有草就拔，保持地内无杂草。架插入土壤的深度以20cm为宜，超过39cm则可能会影响到根系的正常生长，甚至还会捅伤种薯。

在山药栽培中，多数可不进行整枝，但如果出苗后有数株幼苗挤在一起，则应于其蔓长7～8cm时，选留下一株强壮幼苗，将其余的去除。此外，在山药进入生长盛期后，可适当摘除基部的几条侧枝，保留上部侧蔓，这样做则旨在尽量集中养分，有利于通风透光，促进块茎生长。如果在生长后期，发现零余子生成过多，也应及时摘除，否则会与地下块茎争夺养分，影响块茎的膨大。根据有关实验报道，零余子的亩产量如果达到500kg以上，则会相应减少山药块茎的产量。所以，除采种外，一般零余子的亩产量要求控制在100～150kg。

3）防治方法

坚持轮作，清洁田园，增加通风透光。可用58%甲霜灵锰锌可湿性粉剂500倍液，或25%雷多米尔可湿性粉剂800～1000倍液，或80%炭疽福美可湿性粉剂800倍液，或70%甲基托布津可湿性粉剂1000倍液，或50%扑海因可湿性粉剂1000～1500倍液喷雾防治，7天一次，连喷2～3次，喷后遇雨及时补喷。

（4）山药立枯病

1）症状　山药出苗后甩条盘棵期（5～6月）发病，首先表现为顶部萎蔫，呈"低头"状，后地上部分萎蔫倒状，茎基部的地下部分腐烂，呈黑褐色。

2）发病规律　病菌以菌丝体附着在带病芦头和土壤中越冬。大水漫灌的田块发病重，连作地发病重，出现阴雨天气时发病重。

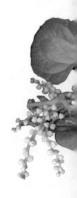

3）防治方法　①挑选健壮无病芦头，播种前用50%多菌灵可湿性粉剂500倍液浸泡芦头30分钟。②出苗后，如遇雨水较多天气，应在下雨前用50%多菌灵可湿性粉剂500倍液，或70%甲基托布津可湿性粉剂800倍液，或50%菌核净可湿性粉剂500倍液喷洒茎基。

（5）山药病毒病

1）症状　山药地上部分叶片表现为花叶、明脉、皱缩或畸形等多种症状。

2）防治方法　①种植脱毒品种是最基本和最有效的措施。②从健株上采收零余子，繁殖芦头。③5月下旬至6月上旬喷洒3.85%病毒必克500倍液进行防治。

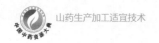

（6）山药线虫病

1）症状　发病后植株长势变弱，叶片发黄脱落。一种症状是地下部分须根变褐腐烂，有的根茎畸形，上有暗褐色瘤状突起，被称为根结线虫病。另一种症状是根茎表皮有许多褐色斑块，具细龟纹，病斑深约3mm，最深达10mm以上，被称为根腐线虫或短体线虫病。

2）发病规律　根结线虫通过土壤、病根、农杂肥传播。以虫卵附着在山药发病根状块茎和土壤中越冬，温度适宜时，越冬卵孵化并以穿刺的方式侵入山药块茎和根尖，进行繁殖，世代重叠，适宜发病温度为20～30℃。根结线虫主要分布在5～20cm的土层内，旱地及连作地发病重。

3）防治方法　根结线虫病防治难度较大，已成为山药产区生产发展的主要限制因素，目前常采用的防治措施如下。

①加强检疫：在调运山药种栽时，要严格进行检疫，不从病区引种，不用带病的种块，选择健壮无病的山药作为种源。

②坚持轮作：有条件的地方实行水旱轮作或与玉米、棉花进行轮作，能显著地减少线虫危害，与万寿菊、孔雀草等轮作、间作，利用作物间他感效应，可控制和杀灭线虫。

③彻底清园：清除病株残体和田间杂草，以减少下茬线虫数量。增施充分腐熟的有机肥作底肥，保证山药生长过程中良好的水肥供应，使其生长健壮。

④种子处理：对山药栽子或山药种块进行晾晒和药剂浸种，以促进伤口愈合，消毒灭菌，增强种子的抗病性和发芽势。

⑤药剂防治：对未发芽种块用40%辛硫磷600倍液浸种15分钟进行处理，每公顷田块用3%米乐尔颗粒剂45～75kg，掺细土450kg撒施于深10cm左右的种植沟内，与土壤耧匀，然后种植或用生物农药防治根结线虫病，定植前每公顷用1.8%北农爱福丁乳油6750～7500ml拌300～375kg细沙土，均匀撒施于地表并深耕10cm，防治率可达90%以上。

2. 山药虫害类型

（1）蝼蛄

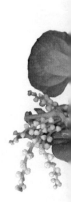

1）危害特征　蝼蛄以成虫或若虫在土壤深处越冬，清明后出土，洞口可见一小堆虚土。5月上旬到6月中旬是蝼蛄为害高峰。6月下旬至8月下旬，蝼蛄转入土层中活动并产卵。9月气温下降，蝼蛄再次出现为害高峰。10月中旬以后，蝼蛄陆续钻入深层土中越冬。一年1～2代。蝼蛄以夜间活动最盛。早春和晚秋在表土层活动，不出地面。蝼蛄有趋光性、对香甜味敏感等特性。成虫和若虫喜欢在潮湿的土壤中活动，适宜温度18～22℃，温度过高或过低时，则潜入土层中。成虫和若虫均为害山药的根、茎，造成山药缺株。

2）防治方法　①施用充分腐熟的有机肥，可减少蝼蛄产卵。②利用频振灯或黑光灯诱杀。③毒谷诱杀。播种时，每亩田块用50%辛硫磷100g拌饵

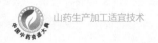

料3～4kg，撒于播种沟中。生长期，把麦麸炒香，每亩用4～5kg，加入90%敌百虫30倍水溶液150ml，再加入适量的水拌匀，于傍晚撒于田间，施用毒饵前先灌水效果更好。④药剂土壤处理。每亩用50%辛硫磷或48%乐斯本乳油500g，加水10倍，喷于25～30kg细土上拌匀成毒土，顺垄条施，随即浅锄。⑤生长期可用50%辛硫磷或48%乐斯本1000～2000倍液浇灌。

（2）蛴螬

1）危害特征　前期幼虫在地下将山药从茎基咬断，在山药生长中后期取食根茎，形成缺刻或孔穴，造成根茎短小。蛴螬危害后山药根茎变成黄褐色，煮不烂，味变苦。

2）防治方法　①施用充分腐熟的有机肥。②生物防治。6月下旬至7月，金龟子卵期或1～2龄幼虫期，每亩施白僵菌粉1～1.5kg，加细土15～25kg，在山药茎基表层土开沟撒施后盖土，然后浇水。③毒谷诱杀。播种时，每亩用50%辛硫磷100g拌饵料3～4kg，撒于播种沟中。生长期，把麦麸炒香，每亩用4～5kg，加入90%敌百虫30倍水溶液150ml，再加入适量的水拌匀，于傍晚撒于田间，施用毒饵前先灌水效果更好。④药剂土壤处理。每亩用48%乐斯本乳油250～500g，加水10倍，喷于25～30kg细土上拌匀成毒土，顺垄条施，随即浅锄。⑤生长期（6～7月），可用50%辛硫磷2000倍液浇灌。

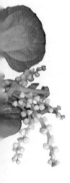

（3）叶蜂

1）危害特征　该虫以蛹在山药架下土茧内越冬，入土深度4～5mm，在土壤松硬交界处化蛹。一代幼虫6月30日前后开始为害山药，7月20日前后猖獗为害；二代幼虫多在7月25日至30日大量为害，因其发生时间不一，为害日期可到9月18日前后，9月上旬开始入土越冬。成虫羽化后当日即可交配产卵，以第2～3天最多，一代卵期6天，幼虫期15天。各龄历期分别为：一龄2.5天，二龄2.5天，三龄3天，四龄3.5天，五龄3.5天。预蛹期1天，蛹期14天。初孵幼虫3～5分钟后即在卵块附近取食叶片。一二龄仅取食叶肉，留在表皮，造成透明斑；二龄末期转食它叶，常二三十头群集为害。二龄后较分散，一叶食后转食它叶，伏着在叶背面，由叶尖向叶柄退食，每头一生能食8～9片叶，四到五龄为暴食阶段。幼虫性情懒惰，受触后除头及胸部收缩外，身体几乎不动。老熟幼虫自然落地，寻土缝入土，做土室化蛹。山药叶蜂为单食性，其发生情况与生态环境有密切关系。据调查，杂草多，长势旺、施肥多、浇水勤的田块发病重，反之则轻。虫害发生与山药品种的关系：同一块地，细毛山药每架有虫18头，粗毛山药有虫57头，可见该虫对品种也有一定的选择性。

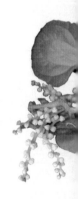

2）防治方法　①人工捕杀。叶蜂发生初期，结合田间管理，利用叶蜂幼虫群集取食的特点，进行捕杀。②化学防治。应在一到二龄幼虫盛发期，选用10%除尽1000倍液，或40%辛硫磷、48%乐斯本、90%杀虫单1000倍液喷洒。

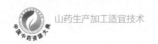

（4）甜菜夜蛾

1）危害特征　初孵幼虫在叶背吐丝结网，群居取食叶肉，受害处仅余一层薄膜；高龄幼虫取食形成缺刻或孔洞。严重时，仅剩下叶脉。

2）防治方法　①采用黑光灯诱杀成虫。各代成虫盛发期用杨树枝扎把诱蛾，消灭成虫。或用性引诱剂诱杀成虫。②及时清除杂草，消灭杂草上的低龄幼虫。③人工捕杀幼虫。④使用对天敌安全的仿生物农药，可轮换使用10%除尽、20%米满、5%氟铃脲或25%灭幼脲1000倍液喷洒，每次用药间隔10天左右。防治关键是在低龄幼虫发生时用药。

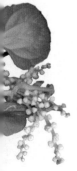

三、采收与产地加工技术

（一）山药的采收

1. 零余子

零余子为薯蓣叶腋间之珠芽，9～10月，成熟即可采收。初霜以后，割下藤蔓，扫起脱落的零余子，没有脱落的可随茎叶运回堆积，闲时再抖落。每亩可产零余子250kg左右，如图3-1。

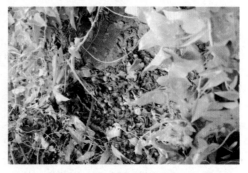

图3-1　零余子成熟期

2. 山药

正常情况下，山药是在当年的霜降之后，茎叶全部枯萎时采收，过早采收不仅产量低，而且含水量高易折断，一般采收期为10月底或11月初，若当年市场价格良好，有些商家也会提前至8月底或9月初采收，虽然产量不及正常采收高，但是经济效益好，如不急于上市，可在地里保存过冬，至延迟到翌年3月中、下旬萌芽前采收。

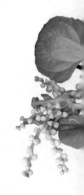

由于山药向地下生长较深，一般的大型机器无法完整地将山药铲出，所以山药采收以人工采挖为主，在采挖时，先将支架和茎蔓一齐拔起，抖落茎蔓上的零余子，清扫整理，除留作繁殖种栽外，可拿到市场出售。在采挖山药时，可在山药地的一头，紧靠山药开一深沟，一棵一棵地剔出芦头，将山药周围的土剥离，一直挖到山药沟底见到块茎尖端为止，轻轻铲断其余细根，用手握住山药中部，慢慢提出，平放地上。一定要精细铲土，避免山药的伤损和折断，不论是采收哪种山药，都需要按着顺序，一株一株挨着挖，这样既能减少破损率，又能避免漏收（图3-2）。日本近年来采用"水掘法"收获山药，即采收前向山药地灌水，然后用力拔出山药。但这一方法只适用于沙地土壤，对黏壤土效果不好。

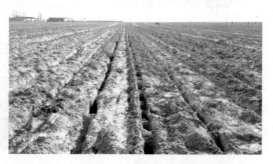

图3-2　山药的采收

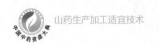

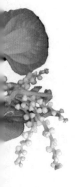

（二）山药加工技术

1. 毛山药

山药根茎趁鲜将泥土洗净，并用刀刮净外皮、须根，切去芦头，用框篓装好堆放在一起，在篓底下放入硫黄，点燃，盖上油布，如图5-3。每100kg山药用硫黄1kg，四周注意留缝，避免空气太少硫黄熄灭。熏蒸期间，4～5小时怀山药内的水分渗出体外呈露水珠状，并逐渐增多流出。大约熏制12小时。第二天用水清洗除去表面的硫黄，放入编织袋中堆放在一起，上用重物压紧，使山药根茎中的水分流出，称之谓"滨水"。大约5～7天没有水流出即可，期间每2天倒一次编织袋，让水分充分渗出。放置时要使山药身条平直，若粗大的山药需在阳光下一次曝晒干，容易空心，故要多闷少晒，使货身坚实，如遇阴雨天气，山药变色发黏，可用硫黄再熏，再晒，即成毛山药。

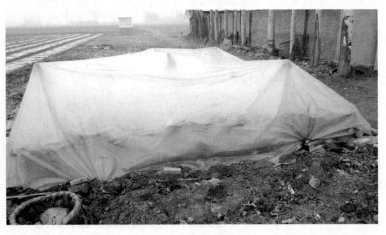

图3-3　山药硫熏

2. 光山药

光山药与毛山药最大的区别就是光山药需要搓圆打光。将硫黄熏过的毛山药晒至湿度适中，掂起一头摇晃时山药结实有弹力，此时可将外皮黑点除去，手工或机器搓圆。手工搓是将山药用木板夹住，反复搓，搓至光滑圆润，两头呈粗细相等的圆柱状，之后套在不同粗细的铁圆筒中将山药打磨，继续晾晒至干。干后重新放入清水中清洗，迅速捞出，用铁刀刮去外皮，为使山药表面光滑洁白，最后用砂纸将表面打磨，习称"白货"，如图3-4。

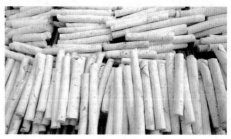

图3-4　光山药

3. 山药片

将山药根茎清洗后，除去外皮，趁鲜切厚片，干燥，称为"山药片"；干燥品为不规则的厚片，皱缩不平，切面白色或黄白色，质坚脆，粉性。气微，味淡。

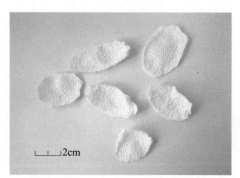

图3-5　山药片

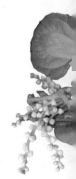

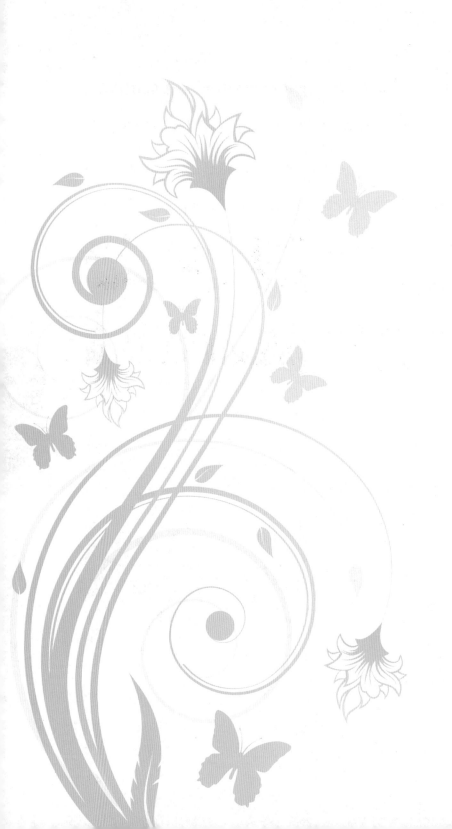

第4章

山药特色加工技术

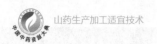
根据《中药药典》（2015年版）山药项下描述，山药可分为光山药、毛山药和山药片。其中，山药片为山药除去外皮，趁鲜切厚片，干燥。其现代加工方法多以无硫加工为主，加工工艺有热风干燥、微波干燥、冷冻干燥、远红外干燥、护色处理等。

1. 热风干燥法

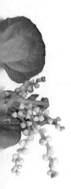

山药含水量可高达90%以上。采后易腐烂变质，贮藏期很短，每年冬季因腐烂等引起的损失高达50%。而对山药进行干燥加工可有效延长贮藏时间，解决远距离运输等问题。传统的山药加工工艺主要是自然晾干、风干和烘干，生产力低下，产品质量难以保证。对山药片加工工艺的研究显示，恒温箱中温度不宜过高，以70～80℃为宜。干制初期温度可稍高，注意排湿，避免表面硬化；后期时要注意控制温度，防止焦化的发生。有学者以热风干燥的方式，分析探讨了怀山药的干燥机制，研究结果表明，怀山药的脱水过程一般情况下只存在降速阶段。操作应在降速第一阶段结束时终了干燥过程，以避免不必要的浪费。

如图4-1是热风干燥加工的无硫山药片，不含硫，断面白色居多，有少量黄白色，也有加工过程中山药中的多酚氧化酶被氧化而产生的小黑点。与光山药断面相比，无硫山药片断面在烘干过程中失水较快，导致皱缩，断面不光滑，但是更好的保留了山药的营养成分。现在市场上流通的无硫山药片大多都

是热风干燥加工的产品，热风干燥加工快，周期短，无硫熏，无论大型仪器设

备还是小型热风炉均可加工，适应范围广。

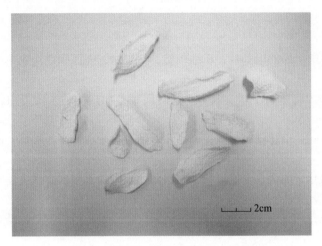

图4-1　热风加工干燥的无硫山药片

2. 微波真空干燥法

微波真空干燥技术则是把微波干燥和真空干燥两项技术结合起来，在一定

的真空度下，物料的沸点温度降低，物料在低温下即可进行脱水，由于水分扩

散速率的加快，能较好地保护物料中的营养成分，以微波作为真空干燥的热

源，可克服真空状态下常规对流方式热传导速率慢的缺点，大大提高干燥速

度，在某种情况下还产生类似煎炸膨化的效果，形成酥脆的质地。目前，马

铃薯、胡萝卜、龙眼等果蔬广泛采用该技术，并取得较好的产品质量，相关

工艺参数的研究很多。国内学者采用真空微波冻干工艺对山药的干燥技术进

行了研究。具体方法是：将速冻后的山药片装入真空罐中抽真空，在真空度

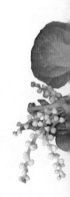

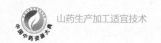

75～145Pa，温度在 20～30℃条件下开启微波源，于140～220V/cm条件下先干燥2.5～4h，直到物料水分已除去80%，之后降低微波强度，使物料水分降至5%以下。

微波真空干燥的山药片，质地较脆，有皱缩，表面颜色白色（图4-2）。采用该技术对山药进行干燥，具有干燥时间短，加热均匀，所得山药产品质量高、复水性好、口感佳等优点；产品在干燥过程中成分不易破坏，能够保持良好品质。因此，加强真空微波技术在山药加工中的真空度、微波功率、温度等工艺参数研究，可为山药加工专用微波真空干燥设备的研制及山药真空微波干燥的工业化生产提供参考。

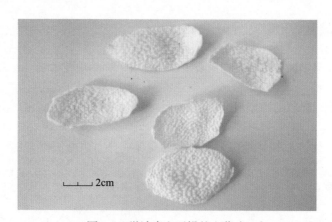

2cm

图4-2　微波真空干燥的山药片

3. 冷冻干燥法

冷冻干燥法是将含水物料先冻结，然后使物料中的水分在一定的真空条件下不经液相直接从固相转化为水汽排出，从而对物料进行脱水。冻干农产品是将新鲜原料如蔬菜、肉食、水产品、中药材等快速冷冻后，再送入真空容器中升华脱水，整个过程在低温下进行，原料体积不发生变化，蛋白质不易变性，所含挥发性成分不会损失，是迄今为止最先进的脱水干燥技术。虽然该项技术有投入成本大、运行成本高等缺点，但冻干产品的销售价格更好，可弥补成品的高成本投入，获得高额利润。目前，有关冷冻升华干燥技术在山药加工中的应用加工技术研究较少，部分研究发现采用该技术加工的山药，能最大限度地保存原料的营养成分。但对冻干的工艺参数进行研究尚未见报道，研究装盘量、速冻温度、速冻时间、干燥升华时仓压、干燥解析时仓压和解析时的物料温度等工艺参数，可为今后山药冷冻升华干燥的工业化生产提供参考。

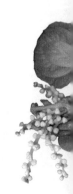

冷冻干燥加工的山药片，质地绵软易断，表面颜色白色，断面粉性（图4-3）。由于冷冻干燥是将鲜山药中的水分冷冻，随后升温升华而达到干燥目的，可以更好地保留山药的有效成分，且味道鲜美。

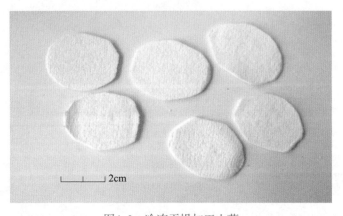

图4-3　冷冻干燥加工山药

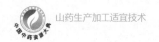

4. 远红外真空干燥法

真空红外辐射干燥在低压无氧的情况下进行非接触低温加热，能够很好地保持物料的性状和减少物料中热敏和易氧化成分的变性，且干燥设备也比较简单，是一种高效、节能、低污染的新型干燥技术，越来越受到研究人员的关注。目前，已有多种果蔬真空红外干燥的研究。此方法在山药加工技术中还未见研究报道，具有非常广阔的研究空间。

如图4-5是远红外干燥的山药片，性状与热风干燥相似，表面白色或黄白色，均皱缩，但是远红外干燥的山药片氧化程度较热风干燥的好，黑点较少，且加热时间比热风干燥短。

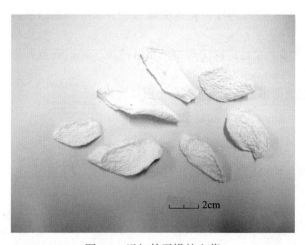

图4-5　远红外干燥的山药

5. 加护色剂处理

果蔬的鲜切加工是现代食品发展的趋势之一。目前有关山药的鲜切加工尚

不多见，国内的有关研究认为，山药的鲜切加工关键在于护色。由于山药中多

酚氧化酶引起的酶促褐变和非酶促褐变是导致山药感官质量下降的主要原因，

因此加强山药护色研究十分重要。研究表明，食盐、柠檬酸、亚硫酸钠、抗坏

血酸、四硼酸钠、EDTA-2Na、Zn（Ac）$_2$、偏重亚硫酸钠、氯化钙、亚硫酸氢

钠和L-半胱氨酸都有护色作用。

　　柠檬酸等物质可抑制山药中多酚氧化酶的活性，防止山药加工过程褐变。

但该方法仍存在以下问题：处理中使用添加剂，其药用或食用过程的可行性有

待考察；只适用于山药切片后处理，由于整个浸泡过程鲜山药本身的含水量较

高，加入物质难以在短时间内渗入山药内部；山药刮皮切片需短时完成，若时

间较长可能未经护色液浸泡处理山药已褐变。

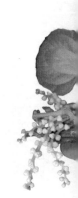

第5章

山药药材质量评价

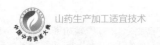
一、本草考证

山药为薯蓣科植物薯蓣*Dioscorea opposita* Thunb.的干燥根茎。秋末冬初茎叶枯萎后采挖，切去根头，洗净，除去外皮和须根，干燥，习称"毛山药"；或除去外皮，趁鲜切厚片，干燥，称为"山药片"；也有选择肥大顺直的干燥毛山药，置清水中，浸至无干心，闷透，切齐两端，用木板搓成圆柱状，晒干，打光，习称"光山药"。

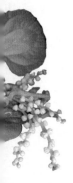

在历代本草中出现了山药的多种别名。《山海经》郭注云："今江南人单呼藷（储），语或有轻重耳"；秦汉《神农本草经》以"薯蓣"为正名，"山芋"为异名载录本品；三国《吴普本草》记载异名有诸署、玉延、山羊、修脆、儿草；魏晋《名医别录》以"薯蓣"为正名，并首次记载了异名"土藷"；《本草经集注》也记载有异名"土薯"。宋《本草图经》《证类本草》等均以"薯蓣"为正名；唐《新修本草》则以"薯预"为正名记载本品。"山药"之名始见于唐侯宁极《药谱》："银条德星，山药"。"山药"作为正名始见于宋《本草衍义》记载："山药 按《本草》上一字犯英庙讳，下一字曰预，唐太宗名豫，故改下一字为药，今人遂呼为山药"。

（一）基原考证

山药入药始载于秦汉时期的《神农本草经》，列为上品。《神农本草经》记载："一名山芋，生山谷"。从描述中可以得出其别名以及生长在山谷中，没有进行原植物描述，因此不能判断植物来源。

三国《吴普本草》记载："署豫，始生，赤茎，细蔓，五月华白，七月实青黄，八月熟落。根中白，皮黄，类芋。二月、三月、八月采根。"其中对植物形态进行了简单描述，不能判断是否与现今来源一致。

宋《本草图经》记载："薯蓣，春生苗，蔓延篱援；茎紫，叶青有三尖角，似牵牛，更厚而光泽；夏开细白花，大类枣花；秋生实于叶间，状如铃。二月、八月采根，今人冬春采，刮之白色者为上，青黑者不堪，曝干用之。南中有一种，生山中，根细如指，极紧实，刮磨入汤煮之，作块不散，味更珍美，云食之尤益人，过于家园种者。又江湖、闽中出一种。根如姜、芋之类而皮紫。极有大者，一枚可重斤余，刮去皮，煎、煮食之俱美。但性冷于北地者耳。彼土人单呼为藷，亦曰山藷。"《本草图经》所描述的原植物与现今所描述的缠绕草质藤本，茎通常带紫红色，叶片卵状三角形至宽卵形或戟形，叶腋内常有珠芽，花期6～9月，果期7～11月一致。而其中所描述的"南中有一种……家园种者"、"又江湖、闽中出一种……亦曰山藷"与现今山药来源不一致，前者为日本薯蓣，后者为参薯。

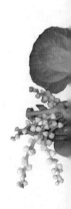

明《本草纲目》记载："薯蓣入药，野生者为胜；若供馔，则家种者为良。四月生苗延蔓，紫茎绿叶。叶有三尖，似白牵牛叶而更光润。五六月开花成

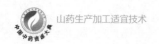

穗、淡红色，结荚成簇，荚凡三棱合成，坚而无仁，其子（指零余子）别结于一旁，状似雷丸，大小不一，皮色土黄而肉白，煮食，甘滑，与其根同。"《本草纲目》所描述的植物更加细致，与现今山药来源一致。

清《植物名实图考》记载："江西、湖南有一种扁阔者，俗呼脚板薯，味淡，其子谓之零余子，野生者结荚作三棱，行如风车。云南有一种，根长尺余，色白而扁，叶圆。"其所描述的植物与现今山药来源不一致，为山药的伪品脚板薯。

以上为古代文献对山药的来源做了描述，综合以上的记载，对现代的中药本草书籍进行考证。

徐国钧《中国药材学》记载：薯蓣《神农本草经》列为上品。苏颂谓："春生苗，蔓延篱援；茎紫，叶青有三尖，似白牵牛叶，更厚而光泽；夏开细白花，大类枣花，秋生实于叶间，状如铃，今人冬春采，刮之白色者为上。"

1997年《中华本草》记载：山药原名薯蓣。《本经》列为上品。因唐代宗名预，故避讳改为薯药，后又因宋英宗讳署，遂改为山药。宋代《本草图经》记载颇详，云："今处处有之……春生苗，蔓延篱援，茎紫、叶青，有三尖，似牵牛更厚而光泽，夏开细白花，大类枣花，秋生实于叶间，状如铃，二月、八月采根。"《本草图经》所述特征与本品形态一致。

金世元《金世元中药材传统鉴别经验》记载：山药原名"薯蓣"，始载于《神农本草经》，列为上品。宋代，寇宗奭说："薯蓣因唐代宗名预，避讳改为薯药；又因宋英宗讳署，改为山药。"山药之名，首见于寇宗奭的《本草衍义》。关于山药的品种和产地，古代本草论述颇多。但最先使用的山药为野生品，至宋、明时期才有栽培品。如《救荒本草》云："人家园圃种者，肥大如手臂，味美，怀（河南旧怀庆府）、孟（河南孟县）间产者最佳，味甘，性温平，无毒。"即指当今河南产品"怀山药"，系"四大怀药"之一。

综上所述，古文献中有对山药原植物以及山药伪品参薯等的描写，其中《本草图经》与《本草纲目》的描述与现今山药来源一致，为薯蓣科植物薯蓣 *Dioscorea opposita* Thunb.的干燥根茎。

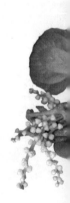

（二）产地考证

有关山药的产地最早记载于春秋战国时期《山海经》："景山（今山西闻喜县）北望少泽，其草多藷藇"。首先提出了山药的产地为山西。

魏《吴普本草》记载："或生临朐（今山东临朐）、钟山（今江苏南京市内）。"山东和江苏也有山药分布。

梁《名医别录》记载"生嵩高（今河南登封）。"河南亦有分布。

梁《本草经集注》记载："今近道处处有，东山（今山东）、南江（今江苏）皆多掘取食之以充粮。南康（今江西）间最大而美，服食亦用之。"山药分布范围扩大，江西也有。

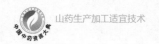

唐《新修本草》记载："蜀道（今四川）者尤良。"唐朝时期，四川有山药且质量良好。

宋《本草图经》记载："薯蓣，生嵩高山谷，今处处有之，以北都（今山西太原）、四明（今浙江宁波）者为佳。"

明《本草品汇精要》记载："北都（今山西太原）四明（今浙江宁波）今河南者佳。"

明《本草蒙筌》记载："南北州郡俱产，惟怀庆（今河南）者独良。"

明《本草乘雅半揭》记载："生嵩山山谷，及临朐、钟山、南康、蜀道、北郡、四名、山东、江南、怀庆诸处。"

清《本草求真》记载："淮产色白而坚者良，建产虽白不佳。"

清《本草述钩元》记载："必以翼州（今山西境内）所产为胜。"

清《本草便读》记载："虽处处皆有，亦以怀产者为胜。"

清《植物名实图考》记载："生怀庆山中者白细坚实，入药用之。"

综上所述，山西为山药最早记载的产地，随后慢慢扩大，到唐宋时期，河南、山西、山东、江西、江苏、浙江、四川等地均有出品。明朝以后，产地逐渐集中到河南怀庆府一带并且此地质量最佳。以上为古本草记载，近代文献记载如下。

《药物出产辨》记载："产河南怀庆府、沁阳、武陟、温孟四县。"

徐国钧《中国药材学》记载："薯蓣主产于河南，产量大，质量优，习称怀山药。销全国并大量出口。此外，河北、陕西、江苏、浙江、江西、贵州、四川等地亦产。"

《中华本草》记载："山药主产于河南，产量大，质量优，销全国，并大量出口。河北、陕西、江苏、浙江、江西、湖南、四川、贵州、广西、广东等地亦产。"

金世元《金世元中药材传统鉴别经验》记载："以河南温县、孟县、武陟、博爱、沁阳等县产量最大，以温县质量最佳，故有'怀山药'之称，我国南方亦称'淮山药'，或简称'淮山'。山西太谷、介休、平遥、孝义等县产品质量亦佳。其次陕西大荔、渭南，河北安国、保定、蠡县、博野、安平等县亦产，其中以蠡县产量大，质优。"

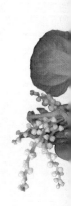

综上所述，现代本草认为山药道地产区为河南，与古文献记载从明朝开始，山药的道地产区开始逐渐形成相一致。

（三）历代品质评价

1. 古文献以及近代文献描述

古文献中对山药的品质评价描述不多，唐《食疗本草》记载："皮赤，四面有髭者妙"，以及《新修本草》记载："蜀道者尤良。"宋《本草图经》记载："刮之白色者为上，青黑者不堪，以北都、四明者为佳。"仅能从文献中得出唐

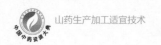

代以皮红、表面毛多为佳，宋代以刮皮显白色者为佳。明代以后大多集中到以

产地评价品质，以河南产山药最佳。明《本草品汇精要》记载："今河南者佳"，

明《本草蒙筌》记载："惟怀庆者独良"。而《本草乘雅半揭》以种植方式来评

价品质，曰："入药野生者为胜。供馔，家种者为良"。清《本草求真》记载：

"淮产色白而坚者良"，清《本草述钩元》记载："必以翼州所产为胜"，清《本

草便读》记载："亦以怀产者为胜"。以上为古文献中的描述，近代文献描述

如下：

1963版《中国药典》记载："以质坚实、粉性足、色洁白者为佳。质较松、

粉性小、色黄白者质次。未去外皮、质松、色棕黄者不宜入药。"

《中国药材学》记载："刮之白色者为上"。

《中华本草》记载："均以条粗、质坚实、粉性足、色洁白者为佳"。

《中药大全》记载："均以条干均匀，质坚实，粉性足，色洁白者为佳。"

《现代中药材商品通鉴》记载："均以条粗、质坚实、粉性足、色洁白者为

佳。未去外皮、质松、色棕黄者不宜入药。"

《金世元中药材传统鉴别经验》记载："以条粗壮、质坚实、粉性足、色洁

白、光滑圆润者为佳。"

综上所述，山药均以质坚实、粉性足、色洁白者为佳。

2. 现代质量评价

（1）正品与伪品性状比较　薯蓣，即药典规定品种。毛山药略呈圆柱形，弯曲而稍扁，长15～30cm，直径1.5～6cm。表面黄白色或淡黄色有纵沟、纵皱纹及须根痕，偶有浅棕色外皮残留。体重，质坚实，不易折断，断面白色，粉性。光山药圆柱形，两端平齐，长9～18cm，直径1.5～3cm。表面光滑，白色或黄白色。其中铁棍山药横切面红棕色筋脉点明显。

褐苞薯蓣为薯蓣科植物褐苞薯蓣*Dioscorea persimilis* Prain et Burkill的干燥根茎，俗称广西淮山，圆柱形，长25～60cm，直径2.4～5cm。有纵沟及残留未刮尽的黑褐色或浅棕色栓皮。横切面白色，粉性足，较平坦，筋脉点不明显；斜切面及纵切面筋脉纹不清晰。

参薯为薯蓣科植物参薯*Dioscorea alata* Linn.的干燥根茎，根茎呈不规则圆柱形、扁圆柱形、纺锤形，扁块状，偶见分枝（脚板薯），长8～15cm，直径1.5～4.5cm。表面粗糙，淡黄色至棕黄色，原药材见明显纵皱或网状皱纹，横切面白色或浅红棕色，富粉性，筋脉点不明显，颗粒状明显。

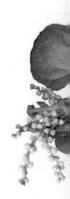

木薯为大戟科植物木薯*Manihot esculehta* Crantz的干燥块根，呈圆柱形，长10～40cm，直径2.5～6cm。残留棕色或棕褐色栓皮。横切面白色，富粉性，中央偶见裂隙及残留一小木心，可见浅黄色的放射状维管束点，近边缘见一明显圆环。

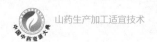

日本薯蓣为薯蓣科植物日本薯蓣*Dioscorea japonica* Thunb.的干燥根茎，呈圆柱形或分枝团块，与正品山药极相似，长8～20cm，直径1.5～5cm。偶见残留淡棕色栓皮，横切面白色，富粉性，筋脉点不明显。

（2）山药正品及伪品的显微鉴别　山药粉末中含有淀粉粒，草酸钙针晶束及导管。淀粉粒单粒扁卵形、类圆形、三角状卵形或矩圆形，直径8～35μm，脐点点状、人字状、十字状或短缝状，可见层纹；复粒稀少，由2～3分粒组成。草酸钙针晶束存在于黏液细胞中，长约至240μm，针晶粗2～5μm。具缘纹孔、网纹、螺纹及环纹导管直径12～48μm（图5-1）。其中，怀山药、铁棍山药（图5-2）、长山药及麻山药（图5-3）等根据产地及加工方式不同，显微特征也略有区别。而山药伪品褐苞薯蓣（图5-4）及参薯（图5-5）等显微特征与山药差别较大。从粉末特征的来看，怀山药、铁棍山药、麻山药均无石细胞，褐苞薯蓣、参薯有石细胞，可见以石细胞的有无可将薯蓣与褐苞薯蓣、参薯区别开；比较褐苞薯蓣与参薯的显微特征，褐苞薯蓣无草酸钙针晶，而参薯具针晶，以此可作为两者的区别点。而参薯与山药的显微特征相似，较难区分。根据不同的特征对山药及其伪品的显微特征进行总结，如表5-1所示。

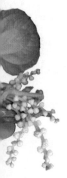

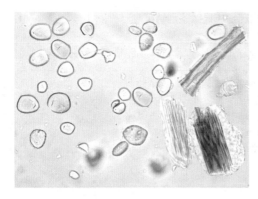

图5-1 怀山药显微特征

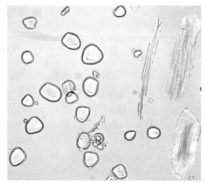

图5-2 铁棍山药显微特征

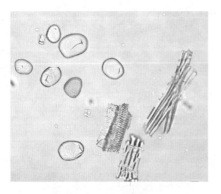

图5-3 麻山药显微特征

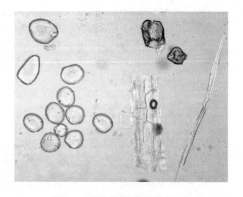

图5-4 褐苞薯蓣显微特征

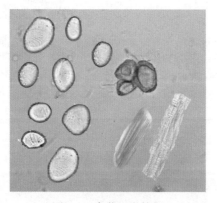

图5-5 参薯显微特征

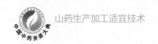

表5-1 不同山药粉末显微鉴别特征

名称	淀粉粒	草酸钙针晶	导管	石细胞
怀山药	众多，单粒，多为扁卵形，也有三角状卵形，矩圆形，直径11.07～32.65μm，脐点呈点状、人字状、十字状或短缝状，多位于较小端。大粒可见半月形层纹。复粒稀少，由2～3分粒组成	针晶散在或成束，长109～195.21μm，针晶粗2～5μm，先端稍尖或平截	无可见梯纹导管、网纹导管、螺纹导管及环纹导管，直径12～15μm	无
铁棍山药	极多，均为单粒，呈类圆形，卵圆形，直径14.67～33.45μm；脐点呈点状或短缝状，位于较小端，大粒同心层纹明显	针晶众多，单个或散在，两端尖锐，长94.92～110.58μm，针晶粗2.06～4.72μm	多见网纹导管、梯纹导管，直径11μm～50μm	无
麻山药	众多，三角状卵形，类圆形，直径11.43～42.83μm；脐点呈点状或人字状，位于较小端；复粒稀少，由2～3分粒组成	针晶单个散在，两端尖锐，或一端尖，一端圆润，长107.48～167.12μm，粗3.33～5.15μm	多见网纹导管、梯纹导管，直径13～45.20μm	无
褐苞薯蓣	多单粒，稀复粒，类圆形或椭圆形，层纹不明显，大小均匀，直径13.31～28.92μm	无	可见网纹及梯纹导管，直径16～30μm	类圆形或长椭圆形，直径84.98～114.67μm，三面增厚，一面薄
参薯	多为单粒，三角状卵形、类圆形，直径16.89～40.18μm，脐点不明显，多为点状、缝状，可见层纹	长约至100μm，针晶粗3～5μm	具缘纹孔、网纹导管、环纹导管，直径17～25μm	呈类圆形、椭圆形，淡黄色，直径约45.56～58.36μm，有的胞腔内含草酸钙方晶

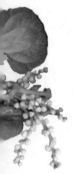

（3）山药正品及伪品的凝胶电泳鉴别　有学者通过聚丙烯酰胺凝胶电泳法对薯蓣、褐苞薯蓣、甘薯 [*Ipomoea batatas*（L.）Lam]、绵萆薢（*Dioscorea septemloba* Thumb.）及木薯进行鉴别，结果发现山药有五条主带，甘薯的主带有三条，绵萆薢主带一条；木薯没有主带，而且谱带的电迁率（R_f）差别亦很大，故此可以将山药与其伪品区别开来。

（4）山药正品及伪品的指纹图谱鉴别　早在1994年就有学者用X射线粉末衍射全谱分析，根据衍射图形的几何拓扑规律及全谱特征标记峰，鉴别出了怀山药及其代用品山薯、伪品木薯。

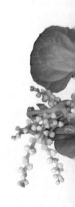

有学者研究发现采用热分析方法对5个不同产地山药在氮气与空气中分别进行差热分析（DTA）和微商热重法（DTG）分析，结果发现，不同种山药的DTA、DTG图谱以及不同地区山药的DTG图谱均有差异，可用于山药鉴别。

肖静，朱梦军等采用显微共焦拉曼光谱技术，在785nm下建立不同品种山药的拉曼光谱指纹，运用Matlab指纹图谱分析软件进行相似度分析，并运用统计学方法和主成分分析法，比较不同品种山药的指纹差异，发现此方法可以用于鉴别参薯。

有学者发现利用气–质联用的方法比较不同产地山药内在化学成分的差异，结果表明不同产地山药的正己烷提取液中的化学成分存在着显著的差异。因此气–质联用法可以作为判别山药产地或品种的可靠方法。

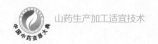

（5）不同产地山药化学成分对比　采用比色法测定铁棍山药和太谷山药植株中总多糖含量以及排水法测定根状茎体积发现在整个生育期内，铁棍山药总多糖含量均高于太谷山药。

有学者研究发现通过测定河南"铁棍山药"、山东菏泽"陈集山药"、湖北武穴"佛手山药"和江西瑞昌"南阳山药"中还原糖、粗脂肪、淀粉、蛋白质、氨基酸等主要营养成分含量和锌、铜、铁、锰四种微量元素的含量，佛手山药的还原糖、蛋白质和微量元素含量均为最高；南阳山药的淀粉含量为最高；陈集山药和铁棍山药的各项指标均居中；四种山药都含有17种常见的氨基酸，包括8种必需氨基酸，脂肪含量都很低。同时还测定了尿囊素、薯蓣皂苷和总多酚的含量，结果显示铁棍山药尿囊素含量最低，南阳山药尿囊素含量最高。铁棍山药薯蓣皂苷和总多酚含量最高，陈集山药的含量最低。

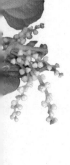

学者通过研究显示通过HPLC法测定湖北3种山药皮和山药粉中尿囊素的含量，发现利川山药皮和蕲山药皮中尿囊素含量最高，菜山药粉的尿囊素含量高于利川山药粉和蕲山药粉。

研究发现通过对河南产地和河北产地山药中总多糖及尿囊素的含量分析，结果表明河南产地的山药中含有较高的总多糖，而尿囊素没有明显差异。

有学者研究发现通过HPLC法同时测定怀山药不同部位（块茎、皮、茎叶、零余子）中4个山药素化合物（山药素Ⅰ、Ⅲ、Ⅳ、Ⅴ）的含量，结果其中怀山药的零余子和茎叶中均含有4个山药素化合物，山药皮中含有3个山药素化合物（山药素Ⅰ、Ⅲ、Ⅴ），块茎中含有2个山药素化合物（山药素Ⅰ、Ⅲ）。

此外，山药不同收获期也对活性成分含量有显著的影响。

（6）山药正品及伪品的药理作用对比　有研究通过测定太谷山药（河南）、铁棍山药（河南）、山薯（浙江）、褐苞薯蓣（浙江）、参薯（浙江）这5种山药对小鼠淋巴细胞转化率以及血清溶血素生成等免疫功能的影响，发现河南产的2种山药优于浙江产的3种山药。

有学者通过对三种不同产地的3种山药（内蒙古毕克齐长山药、江西永丰山药、河南铁棍山药）对其自由基的清除能力进行测定，发现清除能力与浓度呈现一定的正相关性，当山药块茎多糖和黏液质多糖溶液浓度为1.0g/L时，河南铁棍山药的自由基清除能力最强，内蒙古毕克齐长山药的自由基清除能力最弱，品种之间的清除能力差异显著。

二、药材质量标准

（一）来源

山药在《中国药典》1963年版到2015年版中均有收载，均为薯蓣科植物薯蓣*Dioscorea opposita* Thunb.的干燥根茎（表5-2）。

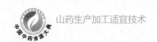

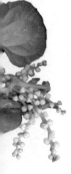

表5-2　山药来源

出处	来源
《中国药典》1963年版一部	
《中国药典》1977年版一部	
《中国药典》1985年版一部	
《中国药典》1990年版一部	
《中国药典》1995年版一部	薯蓣科植物薯蓣*Dioscorea opposita* Thunb.的干燥根茎
《中国药典》2000年版一部	
《中国药典》2005年版一部	
《中国药典》2010年版一部	
《中国药典》2015年版一部	

（二）性状

1963年版药典至2010年版药典均为毛山药和光山药的性状描述，2015年版药典在此基础上增加了山药片的性状描述（表5-3）。

表5-3　山药性状

出处	性状
《中国药典》1963年版一部	毛山药略呈圆柱形，弯曲而稍扁，长0.5～1尺，直径0.5～2寸。外表面黄白色或棕黄色，有纵沟与纵皱纹，未去净外皮的则显浅棕色斑点，或具有疙瘩。质坚实，不易折断，断面白色，颗粒状，粉质。无臭，味甘、微酸。光山药呈圆柱形，两端平齐，长3～6寸，直径0.5～1寸。表面洁白，光滑圆润。质坚实，断面亦呈白色，富粉质。无臭，味甘、微酸

续表

出处	性状
《中国药典》1977年版一部	本品略呈圆柱形，弯曲而稍扁，长15～30cm，直径1.5～6cm。表面黄白色或淡黄色，有纵沟、纵皱纹及须根痕，偶有浅棕色外皮残留。体重，质坚实，不易折断，断面白色，粉性。气微，味淡、微酸，嚼之发黏。光山药呈圆柱形，两端平齐，长9～18cm，直径1.5～3cm。表面光滑，白色或黄白色
《中国药典》1985年版一部	
《中国药典》1990年版一部	
《中国药典》1995年版一部	
《中国药典》2000年版一部	
《中国药典》2005年版一部	
《中国药典》2010年版一部	
《中国药典》2015年版一部	毛山药　本品略呈圆柱形，弯曲而稍扁，长15～30cm，直径1.5～6cm。表面黄白色或淡黄色有纵沟、纵皱纹及须根痕，偶有浅棕色外皮残留。体重，质坚实，不易折断，断面白色，粉性。气微，味淡、微酸，嚼之发黏。山药片　为不规则的厚片，皱缩不平，切面白色或黄白色，质坚脆，粉性。气微，味淡、微酸。光山药　圆柱形，两端平齐，长9～18cm，直径1.5～3cm。表面光滑，白色或黄白色。

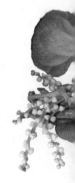

（三）品质评价

1963年版、1977年版药典无质控指标，只有性状描述；《中国药典》1985年版、1990年版、1995年版、2000年版、2005年版仅一个"显微鉴别"质控指标；

2010年版在2005年版的基础上增加了"薄层鉴别""水分""灰分"检查项与"浸出物"；《中国药典》2015年版在2010年版的基础上增加了"二氧化硫残留量"的检查（表5-4，表5-5）。

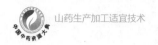

表5-4　山药品质评价

出处	鉴别
《中国药典》1985年版一部 《中国药典》1990年版一部 《中国药典》1995年版一部 《中国药典》2000年版一部 《中国药典》2005年版一部	本品粉末类白色。淀粉粒单粒扁卵形、三角状卵形、类圆形或矩圆形，直径8~35μm，脐点点状、人字状、十字状或短缝状，可见层纹；复粒稀少，由2~3分粒组成。草酸钙针晶束存在于黏液细胞中，长约至240μm，针晶粗2~5μm。具缘纹孔导管、网纹导管、螺纹导管及环纹导管直径12~48μm
《中国药典》2010年版一部 《中国药典》2015年版一部	（1）本品粉末类白色。淀粉粒单粒扁卵形、三角状卵形、类圆形或矩圆形，直径8~35μm，脐点点状、人字状、十字状或短缝状，可见层纹；复粒稀少，由2~3分粒组成。草酸钙针晶束存在于黏液细胞中，长约至240μm，针晶粗2~5μm。具缘纹孔导管、网纹导管、螺纹导管及环纹导管直径12~48μm。 （2）取本品粉末5g，加二氯甲烷30ml，加热回流2小时，滤过，滤液蒸干，残渣加二氯甲烷1ml使溶解，作为供试品溶液。另取山药对照药材5g，同法制成对照药材溶液。照薄层色谱法（通则0502）试验，吸取上述两种溶液各4μl，分别点于同一硅胶G薄层板上，以乙酸乙酯-甲醇-浓氨试液（9∶1∶0.5）为展开剂，展开，取出，晾干，喷以10%磷钼酸乙醇溶液，在105℃加热至斑点显色清晰。供试品色谱中，在与对照药材色谱相应的位置上，显相同颜色的斑点

表5-5　山药质量评价

出处	水分	总灰分	二氧化硫残留量	浸出物
《中国药典》2010年版一部	≤16.0%	≤4.0%	无	≥7.0%
《中国药典》2015年版一部	毛山药：≤16.0% 光山药：≤16.0% 山药片：≤12.0%	毛山药：≤4.0% 光山药：≤4.0% 山药片：≤5.0%	毛山药：≤400mg/kg 光山药：≤400mg/kg 山药片：≤10mg/kg	毛山药：≥7.0% 光山药：≥7.0% 山药片：≥10.0%

（四）山药饮片药典标准

1. 山药饮片收载情况

《中国药典》1963年版至2010年版关于山药炮制饮片有两种，分别是山药和麸炒山药；《中国药典》2015年版增加了山药片（表5-6）。

表5-6　山药饮片

出处	炮制品
《中国药典》1963年版一部	山药拣去杂质，分开大小个，用水泡透后，捞出，晾晒，切片，及时干燥即得。
《中国药典》1977年版一部	炒山药　将麸皮撒于加热的锅内，待烟冒出时，加入山药片，炒至淡黄色，筛去麸皮，放凉即得
《中国药典》1985年版一部	山药拣去杂质，分开大小个，用水泡透后，捞出，晾晒，切厚片，及时干燥即得。 麸炒山药　取山药片，照麸炒法炒至黄色
《中国药典》1990年版一部	
《中国药典》1995年版一部	
《中国药典》2000年版一部	
《中国药典》2005年版一部	
《中国药典》2010年版一部	
《中国药典》2015年版一部	山药　取毛山药或光山药除去杂质，分开大小个，泡润至透，切厚片，干燥。切片者呈类圆形的厚片。表面类白色或淡黄白色，质脆，易折断，切面类白色，富粉性。 山药片　取山药片，除去杂质。为不规则的厚片，皱缩不平，切面白色或黄白色，质坚脆，粉性。气微，味淡、微酸。 麸炒山药　取毛山药片或光山药片，照麸炒法（通则0213）炒至黄色。本品形如毛山药片或光山药片，切面黄白色或微黄色，偶见焦斑，略有焦香气

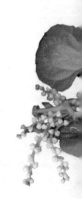

2. 山药饮片质量评价

《中国药典》1963年版至2005年版无关于山药饮片的质控指标，《中国药

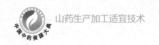

典》2010年版增加了"水分""总灰分""浸出物"三个质控指标,《中国药典》2015年版增加了"二氧化硫"质控指标（表5-7）。

表5-7　山药饮片质量评价

出处	水分	总灰分	二氧化硫残留量	浸出物
《中国药典》2010年版一部	山药：≤16.0% 麸炒山药：≤12.0%	山药：≤2.0% 麸炒山药：≤4.0%	无	山药：≥4.0% 麸炒山药：≥4.0%
《中国药典》2015年版一部	山药：≤16.0% 山药片：≤12.0% 麸炒山药：≤12.0%	山药：≤2.0% 山药片：≤5.0% 麸炒山药：≤4.0%	山药：≤400mg/kg 麸炒山药：≤400mg/kg 山药片：≤10mg/kg	山药：≥4.0% 麸炒山药：≥4.0% 山药片：≥10.0%

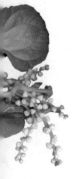

三、商品规格等级

1．山药的商品规格等级

（1）山药商品规格划分现状　1984年由国家医药管理局和中华人民共和国卫生部颁布的《76种药材商品规格标准》分为毛山药、光山药两个规格。光山药依据长度、直径大小分为一等、二等、三等、四等；毛山药依据长度及中部围粗分为一等、二等、三等。

《中国药材学》记载的商品规格与《76种药材商品规格标准》相同，并增加了出口商品规格：6支，直径2.66cm，条长18cm；8支，直径2.13cm，条长18cm；12支，直径1.9cm，条长15cm；14支，直径1.65cm，条长15cm；16支，直径1.4cm，条长14cm。

《中药材商品规格质量鉴别》记载了光山药等级划分：光山药规格用木箱装，按箱面横排支数分为4支、6支、8支、12支、14支规格。14支以下的称为骨山，不分支数，排列不整齐，长短大小不一，多用篓装。

从市场调查中发现，药材市场上的山药品种主要为怀山药与广山药。怀山药为薯蓣科植物薯蓣*Dioscorea opposita* Thunb.的干燥根茎，广山药为薯蓣科植物褐苞薯蓣*Dioscarea persimilis* Prain et Burk.的干燥根茎。其中广山药较为便宜。药材市场中山药流通量较大，规格较多，其中饮片居多，毛条、光条较少。市场上山药规格等级划分不明显，山药斜片等级有大统、小统、选片，大统直径（片宽）在1.5cm以上占大多数，小统直径（宽）在0.8cm以上占大多数。选片与大统大小相当，不同的是选片比大统的灰末要少很多，价格也相对较高。无硫小圆片有选片、统货，选片直径在1.8cm以上，统货直径在1.0～2.3cm。

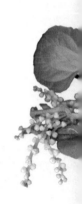

（2）山药商品规格研究进展　现有山药商品规格制订于20世纪80年代（《七十六种药材商品规格标准》），分为2个规格，每个规格项下又分为3到4个等级，其标准主要依据长度、直径大小进行等级划分。

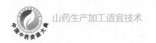

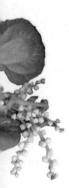

　　对药材市场及山药主产地进行调查发现市场流通的山药规格等级较为混乱，等级划分不明确，没有统一标准。药材市场上山药价格不统一，总体来说毛山药、光山药的大小与价格成正比，山药片色白、片大，价格相对较高，表面发黄、变褐色的价格相对较低。同时山药饮片亦有选片、大统、小统之类的说法。经过调查发现，这些分类主要是根据片宽（毛山药片）、直径大小（光山药片）、灰末多少来进行划分的。而调查山药主产地河南焦作（武陟、温县）、河北安国（大营村、东桃村）等地，发现现在野生山药资源较少，人工种植山药占市场的主导地位。在实际生产过程中，农户、小作坊与药材加工公司之间的加工方式均有所不同，如焦作药农加工光山药的基本步骤：去皮→硫熏→晾晒→搓圆→打粗→打光；毛山药则去皮→硫熏→直接晾晒。河北药农加工毛山药的方法与焦作药农基本一致，唯一不同的是有些农户会用火炕来加热以加快干燥。河北药农对光山药的加工则大部分不打粗，直接打光，然后晾晒或者火炕上加热，并且长相好的都用来食用，长相不好的则用来药用。药材加工公司则以加工无硫山药片为主。

　　基于此，对毛山药依据中部围粗（6cm以上、4cm以上、2cm以上），光山药按照直径大小（1.8cm以上、1.5cm以上、0.8cm以上），无硫山药片依据表面颜色（白色、黄白色、粉褐色），毛山药片依据片宽不同，光山药片按照直径大小均划分为三个等级，最终得到67份山药样品。本研究室运用电感耦合等离子体质谱（ICP-MS）法对上述67份山药样品中的Pb、Cr、As、Hg、Cu、Zn、Cd重金属进行检测，运用HPLC法对山药化学成分尿囊素、腺苷、β-谷甾醇、单糖、寡糖进行含量测定，运用紫外-可见分光光度法测定山药中的多糖含量，运用体外模型对山药的生物活性（抗氧化活性和降血糖活性）进行评价。通过统计分析，我们发现各规格等级与化学含量之间无一定的规律性，但是无硫山药片与其他各规格之间具极显著差异，且尿囊素、腺苷、β-谷甾醇、单糖、寡糖、谷氨酸、丙氨酸、氨基酸总量均较高；而体外活性结果表明山药均具有较强的清除DPPH自由基能力，规格上山药片较毛山药、光山药抗氧化活性弱；在降糖方面，山药对α-葡萄糖苷酶的抑制作用较弱（与阳性对照相比），各规格间对α-葡萄糖苷酶的抑制作用具显著性差异，山药片作用最强、光山药（包括饮片）规格之间无显著差异。山药对α-淀粉酶的抑制作用较弱，最大只相当于阳性对照30%左右。该方法为从山药药材化学成分角度制定山药药材商品规格标准提供了参考，由于山药质量受品种、环境、加工等多种因素的影响，尚需进一步深入研究。

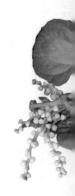

图5-7至图5-21为不同等级的毛山药、光山药、无硫山药片、毛山药片、光山药片。

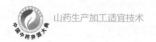

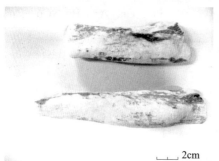

图5-7 一等毛山药

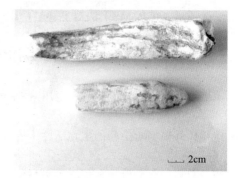

图5-8 二等毛山药

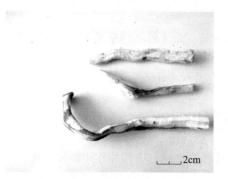

图5-9 三等毛山药

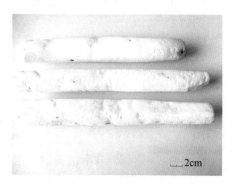

图5-10 一等光山药

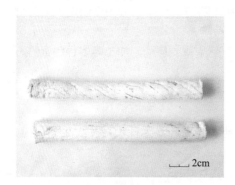

图5-11 二等光山药

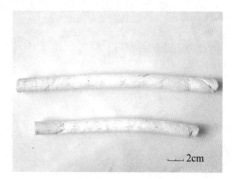

图5-12 三等光山药

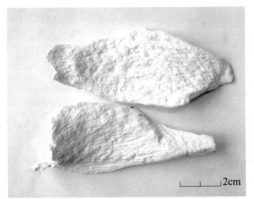

图 5-13　一等无硫山药片

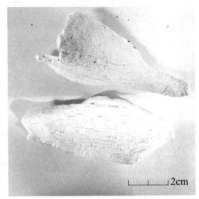

图 5-14　二等无硫山药片

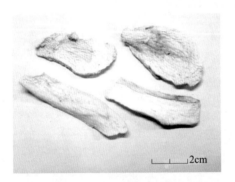

图 5-15　三等无硫山药片

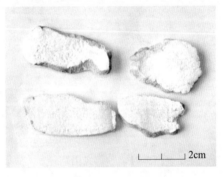

图 5-16　一等毛山药片

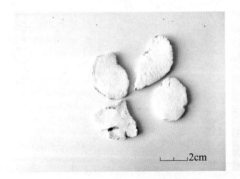

图 5-17　二等毛山药片

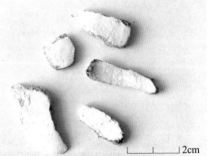

图 5-18　三等毛山药片

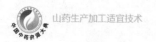

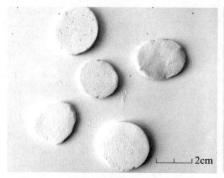

图5-19　一等光山药片

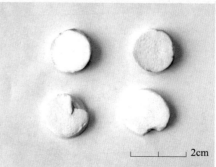

图5-20　二等光山药片

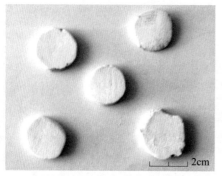

图5-21　三等光山药片

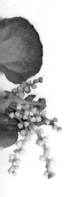

第*6*章

山药现代研究
与应用

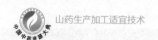

一、化学成分

山药的化学成分有：落叶酸、山药素 I 、山药素 IV 、胆甾醇、三角叶薯蓣苷、二氢赤松素、薯蓣皂苷、薯蓣皂苷元–3–二–β–O–吡喃葡萄糖苷、多巴胺、（24R）–α–甲基胆甾烷醇、（24S）–β–甲基胆甾烷醇、（24R）–α–甲基–8（14）–胆甾烯醇、（24S）–α–甲基–8（14）–胆甾烯醇、（24S）–β–甲基胆甾烯醇、植酸、豆甾醇等。

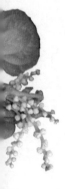

山药根茎中含有：薯蓣皂苷元（diosgenin）0.12%，多巴胺（dopamine），盐酸山药碱（batatasine bydrochloride），多酚氧化酶（polyphenoloxidase），尿囊素（allantoin），止权素 II （abscisin II）。又含具有降血糖作用的多糖，包括黏液质及糖蛋白（giucoprotein），其中黏液质是一种含磷的复合多糖，其化学组成包括40%多糖、2%蛋白质、2%灰分和3%磷元素，其中多糖由80%的甘露糖和少量果糖、半乳糖、木糖、葡萄糖组成。山药多糖RDPS–1相对分子质量为4200，是由甘露糖（mannose）、葡萄糖（giucose）和半乳糖（galactose）按摩尔比1∶0.4∶0.14构成的多糖；山药多糖 RP是由带分枝的1，4–连接的吡喃葡萄糖苷骨架构成，同时含有少量1，3–连接的岩藻糖。薯蓣、山薯、参薯和褐苞薯蓣等4种山药类多糖中，薯蓣多糖中的单糖以甘露糖为主，而山薯、参薯和褐苞薯蓣等3种多糖中的单糖则是以半乳糖为主。糖蛋白水解得到赖氨酸（lysine）、组氨酸（histidine）、精氨酸（arginine）、天冬氨酸（aspartic acid）、苏氨酸（threonine）、丝氨酸（serine）、谷氨酸（glutamic acid）、脯氨酸（proline）、甘氨酸（glycine）、丙氨酸（alanine）、缬氨酸（valine）、亮氨酸（leucine）、异亮氨酸（isoleucine）、酪氨酸（tyrosine）、苯丙氨酸（phenylalanine）和蛋氨酸（methionine）。还含包括上述氨基酸和胱氨酸（cystine），γ-氨基丁酸（γ-aminobutyric acid）在内的自由氨基酸。杭悦宇等曾分别对新鲜山药和山药药材进行了水解氨基酸测定，发现谷氨酸含量最高，其次是天冬氨酸和精氨酸。陈艳等使用氨基酸分析仪测定了淮山药中各种氨基酸的组成，结果表明，淮山药中含有苏氨酸、缬氨酸、蛋氨酸、苯丙氨酸、异亮氨酸、亮氨酸和赖氨酸等17种氨基酸，总氨基酸质量分数为7.256%，其中人体必需氨基酸的含量占总氨基酸含量的25%～32%。怀山药中检出 27种脂肪酸成分，饱和脂肪酸18种，碳数从C8到C27，含量较高的有十六酸（11.90%）、十八酸（1.86%）、二十四酸（3.02%）、二十五酸（2.06%），其中8种奇数饱和脂肪酸，碳原子数分别为C9、C15、C17、C19、C21、C23、C25、C27，占脂肪酸总量的12%。不饱和脂肪酸9种，占总量的49%，主要为3种十八碳烯酸亚油酸（11.71%）、油酸（4.18%）、亚麻酸（1.89%）。山药中还含有胆碱、固醇类、皂苷、尿嘧啶、腺苷、脂肪酸、棕榈酸、β-谷甾醇、油酸、β-谷甾醇醋酸酯、5-羟甲基糠醛、壬二酸、β-胡萝卜苷、环（苯丙氨酸-酪氨酸）、环（酪氨

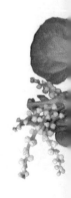

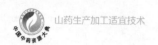

酸-酪氨酸）、枸橼酸单甲酯、枸橼酸双甲酯、枸橼酸三甲酯等，以及钡、铍、铈、钴、铬、铜、镓、镧、锂、锰、铌、镍、磷、锶、钍、钛、钒、钇、镱、锌、锆等微量元素和氧化钠、氧化钾、氧化铝、氧化铁、氧化钙、氧化镁等。

珠芽（零余子）的主要成分是碳水化合物和蛋白质，占怀山药零余子干质量重的90%以上，并含有丰富的中性多糖（0.21%）及酸性多糖（0.45%）。怀山药零余子的蛋白质不仅含量较高，而且组成较合理，是一种较优质的植物蛋白源，其中含有26种游离氨基酸，每100g怀山药零余子鲜品中，总氨基酸为3.763g，游离氨基酸427mg，必需氨基酸150.2mg，占游离氨基酸的35.18%，非蛋白质氨基酸139.1mg，占游离氨基酸的32.58%。在怀山药零余子的大量元素中，Fe的含量相对较多，达到 207.3mg/kg；其次为Cu、Mn、Zn，含量分别为13.91、8.92、8.09mg/kg，此外还含有微量元素Cu、Fe、Zn、Mn、Co、Ni等。山药零余子中含5种分配性植物生长调节剂，命名为山药素（batatasin）Ⅰ、Ⅱ、Ⅲ、Ⅳ、Ⅴ。还含止权素、多巴胺和多种甾醇［胆甾烷醇（cholestanol），（24R）-α-甲基胆甾烷醇，（24S）-β-甲基胆甾烷醇，（24R）-α-乙基胆甾烷醇，胆甾醇，菜油甾醇，（24S）-β-甲基胆甾醇，24-亚甲基胆甾醇，β-谷甾醇，豆甾醇，异岩藻甾醇（isfucosterol），赪桐甾醇（clerosterol），24-亚甲基-25-甲基胆甾醇，7-胆甾烯醇（lathosterol），8（14）-胆甾烯醇，（24R）-α-甲基-8（14）-胆甾烯醇，（24S）-β-甲基-8（14）-胆甾烯醇，（24R）-α-乙基-8（14）-胆甾烯醇］。

二、药理作用

山药味甘、性平。归脾、肺、肾经。具有补脾养胃、生津益肺、补肾涩精的功效。适用于脾虚食少、久泻不止、肺虚喘咳、肾虚遗精、带下、尿频、虚热消渴。现代研究报道，山药具有如下药理作用。

（一）降血糖作用

有学者采用四氧嘧啶致糖尿病模型大鼠，以山药多糖连续灌胃给药，结果山药多糖对糖尿病大鼠的血糖有明显降低作用，可能与增加胰岛素分泌、改善受损的胰岛B细胞功能有关。山药多糖的降糖作用随给药剂量的增加而增加，具有明显的量效关系，山药多糖对糖尿病大鼠的胰岛功能具有保护作用。

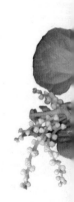

（二）对消化系统的作用

山药能抑制正常大鼠胃排空运动和肠推进运动，也能明显对抗苦寒泻下药引起的大鼠胃肠运动亢进。山药对肾上腺素引起的家兔离体肠肌松弛，能使肠管恢复节律；对乙酰胆碱引起的肠管紧张性增高有松弛作用。山药还能明显拮抗氯化乙酰胆碱及氯化钡引起的大鼠离体回肠强直性收缩，增强小肠吸收功能，抑制血清淀粉酶的分泌。山药所含的尿囊素能修复上皮组织，促进皮肤溃疡面和伤口愈合，具有生肌作用，可用于胃及十二指肠溃疡。

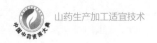

（三）调节免疫功能

有研究发现，山药多糖能明显拮抗长时间大强度运动引起的免疫抑制。在长时间大强度训练期间，运动员的膳食结构中辅加入适量山药，以改善运动员在训练期间的免疫功能，提高运动成绩。山药水煎液可以改善老龄小鼠的游泳耐力，并对免疫器官的组织结构起保护作用，在一定程度上延缓了小鼠的衰老进程。山药多糖能促进脾脏中T细胞的增生和自然杀伤细胞对淋巴癌细胞的毒杀作用。山药多糖可明显促进正常小鼠腹腔巨噬细胞吞噬功能和正常小鼠的淋巴细胞转化；也可明显促进正常小鼠溶血素和溶血空斑的形成，也明显提高正常小鼠外周血T细胞百分比。

（四）抗肿瘤和抗突变活性

有学者用小鼠移植性实体瘤研究了中性山药多糖RDPS-1的体内抗肿瘤作用，结果表明50mg/kg RDPS-1对Lewis肺癌有显著的抑制作用，对B16黑色素瘤抑制效果不明显，等于或高于150mg/kg的RDPS-1剂量对两者都有显著的抑制效果，且中等剂量（150mg/kg）作用最佳。进一步的化学改性试验研究表明，化学改性对多糖 RDPS-1的生物活性有显著的影响，低度羧甲基化、低度甲基化和中度乙酰化能显著地提高 RDPS-1的抗肿瘤活性，而部分降解和硫酸化使 RDPS-1的抗肿瘤活性显著降低。一般来说，抗肿瘤物质的作用机制有2种情形：细胞毒性或通过增强机体免疫能力而实现抗肿瘤作用。RDPS-1的抗肿瘤作用是通过增强机体免疫功能实现的，RDPS-1在体内能显著地提高荷瘤小鼠的T淋巴细胞增殖能力和NK细胞活性，属于宿主介导抗肿瘤活性。山药多糖能显著增加受环磷酰胺抑制的小鼠末梢血白细胞总数。

（五）抗氧化、延缓衰老作用

山药多糖具有明显的体外和体内抗氧化活性，能减少维生素C–NADPH 及 Fe^{2+}–半胱氨酸诱发的微粒体过氧化脂质的含量，明显提高衰老模型小鼠体内红细胞超氧化物歧化酶（SOD）和血过氧化氢酶（CAT）的活性，降低衰老模型小鼠血浆、脑匀浆和肝匀浆过氧化脂质（LPO）水平。山药多糖RP可以增加对D–半乳糖所致代谢衰老模型小鼠体内谷胱甘肽过氧化物酶、过氧化氢酶、超氧化物歧化酶和脑Na/K– ATP酶的活性，并降低过氧化脂质、脂褐质含量以及脑单胺氧化酶B活性，表现出明显的抗衰老作用。对测定山药蛋白多糖体外抗氧化作用，表明山药蛋白多糖对活性氧自由基如H_2O_2、O^{2-}、·OH具有良好的清除作用，可减少红细胞溶血和抑制小鼠肝匀浆脂质过氧化反应，在一定范围内和剂量成正比。山药蛋白多糖具有明显的体外抗氧化作用，其体外抗氧化能力与蛋白多糖浓度呈正相关性。

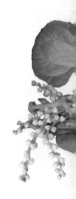

（六）降血脂作用

山药提纯淀粉喂食有动脉粥样硬化的小鼠，能降低脂类浓度，同时降低主动脉和心脏的糖浓度。对已饲喂过游离胆固醇和含有胆固醇食物的小鼠，山药

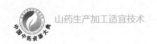

能降低其胆固醇的浓度。

（七）抗病毒作用

山药多糖无论在体内还是在体外，都显示了不同程度的抗病毒活性。多糖类成分的抗病毒活性主要是通过提高宿主免疫功能，激活T淋巴细胞、B淋巴细胞、自然杀伤细胞等免疫细胞参与机体免疫。多糖可刺激干扰素（INF）的产生，活化补体，干扰素能够干扰病毒的复制，来实现其抗病毒活性。

（八）对肝损伤的保护作用

山药水提物能明显改善CCl_4所致急性肝损伤小鼠的肝功能状况，其作用可能与抗氧化清除自由基和增强机体清除自由基的能力有关。

（九）肾缺血再灌注损伤的保护作用

山药灌胃预处理能减轻肾脏缺血再灌注损伤大鼠的多项检测指标，促进受损肾小管的再生修复和重建，有效保护了肾功能。肾脏缺血再灌注损伤后测到的BrdU、Pax-2双标记阳性细胞提示肾组织内的祖细胞参与了肾脏的修复再生。

（十）调节酸碱平衡作用

近来研究成果表明，山药根茎中含有一种蛋白质Dioscorin，具有抗二苯代苦味酰肼（DPPH）和羟自由基活性的作用，同时还具有碳酸酐酶样活性，即能催化反应$CO_2+H_2O \rightarrow H^++HCO_3^-$，并能抑制胰蛋白酶活性等。由此推测其可

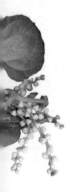

能有调节体内酸碱平衡的作用，并对呼吸系统有重要影响。

（十一）其他

山药及其制剂在治疗骨质疏松症、慢性肾炎蛋白尿、小儿腹泻、功能失调性子宫出血、宫颈糜烂、早期先兆流产、糖尿病肾病、精神分裂症、黄褐斑、扁平疣等疾病方面均有一定的疗效。山药中的尿囊素具有抗刺激物、麻醉镇痛、促进上皮成长、消炎和抑菌作用，常用于治疗手足皲裂、鱼鳞病、多种角化皮肤病。山药碱皮内注射，对豚鼠有局部麻醉作用。山药还具有增加血小板数量的功效。

三、DNA分子标记技术在山药真伪鉴别中的应用

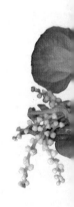

山药为薯蓣科植物薯蓣 *Dioscorea opposita* Thunb.的干燥根茎，具有补脾养胃，生津益肺，补肾涩精的功效。目前市场上发现的混伪品有：薯蓣科植物褐苞薯蓣 *Dioscorea persimilis* prain et Burkill、参薯 *Dioscorea alata* Linn.、日本薯蓣 *Dioscorea japonica* Thunb.、山薯 *Dioscorea fordii* prain et Burkill的根茎及大戟科植物木薯 *Manihot esculehta* Crantz和旋花科植物番薯 *Ipomoea batatas* (L.) Lam块根。其中前四种分别作为湖南省、浙江省、福建省、广西省、广东省等地的中药材标准和地方习用品。随着山药需求的增加以及价格的上涨，市场上有越来越多的混伪品出现，常常为刮去外皮、切片、加工成与山药相似的形

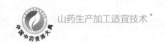

状，又因为大部分为同属同科植物，所以采用传统的鉴别方法——性状鉴别、显微鉴别、薄层鉴别、含量测定等都不能很好地用来鉴别山药。

随着中药分子鉴定的快速发展，DNA分子鉴定方法作为传统鉴别技术的有益补充，其具有快速、准确、操作简便、实验成本低廉的特点。运用DNA条形码（DNA barcoding）技术进行鉴定和分类已逐渐成为生物分类学的研究热点，国家药典委员会讨论通过在《中国药典》增补本中列入中药材 DNA 条形码分子鉴定指导原则。郑玉红测定了薯蓣属周生翅组共10种变种的trnL-F、matK和rbcL序列。序列分析结果表明：周生翅组trnL-F序列长689-834bp，排序后，两端切平，序列长722bp当空位始终作缺失处理时，加上外类群,序列中有67变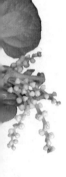异位点个，其中信息位点11个，占序列总长度1.52%；种间碱基差异百分率为2.2%，其中转换率为0.8%，颠换率为1.4%；序列的G+C含量为32.5%。周生翅组rbcL序列长1096～1160bp，排序后,两端切平，序列长1078bp；加上外类群，序列中存在变异位点42个，其中信息位点10个，占序列总长度的0.93%；种间碱基差异百分率为0.9%，其中转换率为0.6%，颠换率为0.3%；序列（G+C）含量为44.1%。周生翅组序列matK长1032～1165bp，排序后,两端切平，序列长1031bp；加上外类群，序列中存在变异位点67个，其中信息位点8个，占序列总长度的0.78%；种间碱基差异百分率为1.3%，其中转换率为0.8%，颠换率为0.5%；序列（G+C）的含量达32.4%。基于trnL-F、matK和rbcL序列分别重建了薯蓣属周生翅组的系统发育树。3个系统树的结构基本一致。但基于这3个序列构建的周生翅组的分子系统树与表征聚类树和分支树不完全一致，同时也证实叶绿体基因组序列是周生翅组植物及药材鉴定快速、可靠、有效的方法。

河南中医药大学对山药正品、混伪品的多个DNA条形码进行大量比对分析后，发现在rbcL序列276位和514位分别存在C/G和T/C差异位点。以这两个变异位点作为正品山药特异性鉴别位点，设计山药正品特异性鉴别引物，选用二步法快速PCR，并优化了山药DNA提取方法，使得整个检测过程可在1小时内完成，建立了山药药材快速PCR检测方法，能够有效、快速地对山药正伪品进行鉴定，所有正品山药均能扩增出一条约100bp的DNA条带，而混伪品不能。

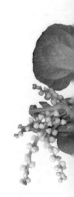

四、山药临床应用

山药味甘性平，入肺、脾、肾经。其作用补益强壮，强先后天之本，久服强身壮体，益寿延年。山药在中医现代临床应用也非常广泛，主要用于慢性腹泻、糖尿病、肾病综合征等。

1. 慢性腹泻

山药与黄芪配合使用，常用于中气下陷、泻痢滑脱之症。黄芪与山药的补、固作用相合，有固涩升提之效。

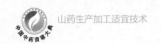

2. 糖尿病

山药可用于治疗2型糖尿病气阴两虚夹瘀症、糖尿病性肢体麻木。采用生黄芪、五倍子、山药等与西药降糖药、抗生素、血管扩张剂联合治疗糖尿病198例，结果总有效率为 98.9%。对糖尿病有清热生津、益气养阴、健脾补肾的功效。应用中药山萸肉、天花粉、西洋参、当归、炙黄芪、山药等药物，具有滋阴养血、气血双补的作用，治疗糖尿病86例，结果总有效率为86%。采用中药生地黄、天门冬、麦门冬、生山药等治疗糖尿病性肢体麻木32例，结果22 例痊愈，肢体麻木基本消失，可达到滋阴活血、祛风通络的目的。

3. 肠易激惹综合征

抑肝扶脾温肾汤（柴胡、山药等）配合丽珠肠乐、心理疗法治疗肠易激惹综合征，结果总有效率为98.3%。

4. 慢性阻塞性肺气肿

采用怀山药、玄参、白术、炒牛旁子、鸡内金等治疗慢性阻塞性肺气肿，显效率50%，咳嗽、咯痰明显减少，气急等明显改善。

5. 慢性肾炎、肾病综合征

采用无比山药汤治疗慢性肾炎，治愈率为34.8%；应用无比山药丸加减治疗肾病综合征，总有效率为80.5%。

6. 小儿厌食症

应用薯蓣散（炒怀山药、生鸡内金、炒车前子、芦荟等）治疗小儿厌食症，总有效率为92%，该药具有健脾益气、消食和胃之功。

7. 顽固性耳鸣

采用中药耳鸣康饮（生地、山药、泽泻等）与西药常规联合治疗，结果治疗组有效率为91.1%，该方对顽固性耳鸣有补肾填髓、通脑聪耳的功效。

8. 秋燥

以百合固金汤（熟地、生地、百合、新鲜山药等）配山药糊治疗秋燥20例，结果显效14例，有效4例，好转1例，总有效率可达95%。

五、山药保健作用

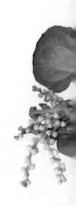

山药是最早被列入本草的中药之一，《神农本草经》中列为上品。其药用价值较高，可单味应用，也可与其他药物配伍使用。有煎剂、散剂、丸剂、药膳等，能健脾、补肺、固肾、益精。用于治疗脾胃虚弱，食少倦怠、小儿营养不良、虚劳咳嗽、糖尿病等多种疾病。

山药可药食两用，除药用外，可制成山药片、山药罐头、山药粉、山药饮料及山药酱等产品。另外，山药粥、山药面、山药羊肉汤、拔丝山药、山药烩时蔬等也都是简便易行的山药烹制法。山药富含淀粉，也是酿酒、制糖和生产

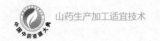

酒精的良好原料。

山药酒能够健脾益气，可治疗虚劳咳嗽，泄泻，小便频数等。山药也可配

伍枸杞、红枣制成多种饮品，具有较高的保健价值。

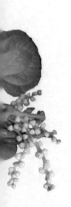

参考文献

[1] 国家药典委员会. 中华人民共和国药典 [M]. 中国医药科技出版社, 2015：28.

[2] 么厉, 程惠珍, 杨智. 中药材标准化种植（养殖）技术指南 [M]. 北京：中国农业出版社, 2005：326-335

[3] 韦本辉. 中国淮山药栽培 [M]. 北京：中国农业出版社, 2013.

[4] 胡庆华, 杨占国. 山药无公害栽培与加工技术 [M]. 北京：科学技术文献出版社, 2011.

[5] 李明军. 提高山药商品性栽培技术问答 [M]. 北京：金盾出版社, 2013.

[6] 杨胜亚. 怀菊花、怀地黄、怀山药、怀牛膝高效栽培技术 [M]. 郑州：河南科学技术出版社, 2004.

[7] 江明, 饶茂阳. 脱水山药片的加工工艺研究 [J]. 安徽农业科学, 2006, 34（16）：4095-4096

[8] 王安建, 黄纪念, 王玉川. 微波真空冻干怀山药生产工艺的研究 [J]. 食品工业, 2007, 5：35-36

[9] 徐春明, 李婷, 王英英, 等. 均匀设计法优化鲜切山药的护色工艺 [J]. 食品科学技术学报, 2015, 33（1）：55-58

[10] 徐国钧. 中国药材学 [M]. 北京：中国中医药出版社, 1996：670-673.

[11] 国家中医药管理局《中华本草》编委会. 中华本草 [M]. 第八册. 上海：上海科学技术出版社, 1999：242.

[12] 金世元. 金世元中药材传统经验鉴别 [M]. 北京：中国中医药出版社, 2010：115.

[13] 明·刘文泰. 本草品汇精要 [M]. 北京：人民卫生出版社, 1982：240.

[14] 明·陈嘉谟. 本草蒙筌 [M]. 北京：人民卫生出版社. 1988：50.

[15] 明·卢之颐. 本草成雅半揭 [M]. 北京：人民卫生出版社. 1986：42.

[16] 黄宫绣. 本草求真 [M]. 上海：上海科学技术出版社, 1959：19.

[17] 清·杨时泰. 本草述钩元 [M]. 上海：上海科学技术出版社.

[18] 清·张秉承. 本草便读 [M]. 北京：学苑出版社.

[19] 陈仁山. 药物出产辨 [M]. 台北：新医药出版社, 1930：41.

[20] 唐·孟诜. 食疗本草 [M]. 北京：人民卫生出版社, 1984：3.

[21] 崔树德主编. 中药大全 [M]. 黑龙江：黑龙江科学技术出版社, 1998：554.

[22] 张贵君主编. 现代中药材商品通鉴 [M]. 北京：中国中医药出版社, 2001：1063.

[23] 聂桂华, 周可范, 张村. 山药及其混伪品的凝胶电泳法鉴别 [J]. 中药材, 1993, 16（2）：21-22.

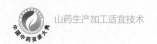
［24］宋爱新，张经纬等．热分析方法对几种不同产地山药的鉴别［J］．中草药，2003，34（2）：
    169-171.

［25］肖静，朱梦军．不同品种山药的拉曼光谱分析［J］．医药导报，2013，32（12）：1631-1645.

［26］陈斌，程林，蔡宝昌．不同产地来源山药气－质联用图谱的比较研究［J］．中医药学刊，
    2006，24（5）：814-815.

［27］付小雨．不同产地山药营养品质和药理活性成分的比较［D］．武汉：陈运中，2012：14-54.

［28］乔宇，廖李，汪兰等．不同山药品种尿囊素含量的测定［J］．湖北农业科学，2014（53）22：
    5528-5530.

［29］朱金花，东莹莹，胡卫平等．高效液相色谱法同时测定怀山药中4个山药素化合物［J］．药
    物分析杂志，2015（35）3：396-400.

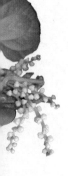

［30］梁欣健．南板蓝根与山药的DNA条形码鉴定研究［D］．广州中医药大学2012

［31］陈士林．中国药典中药材DNA条形码标准序列［M］．北京：科学出版社，2015：80-81.

［32］朱橚．救荒本草［M］．影印本．卷下．菜部．北京：中华书局，1959.

［33］明·刘文泰．本草品汇精要［M］．北京：人民卫生出版社，1982：240.

［34］国家中医药管理局．76种药材商品规格标准［S］．北京：国家中医药管理局，1984：11.

［35］冯耀南，刘明等．中药材商品质量鉴别．广州：暨南大学出版社，1995：25.

［36］谢宗万．全国中草药汇编上册［M］．第二版．北京：人民卫生出版社，1996：109

［37］王国强．全国中草药汇编［M］．卷一．北京：人民卫生出版社，2014：55.

［38］杭悦宇，秦慧贞，丁志遵．山药新药源的调查和质量研究［J］．植物资源，1992，1（2）：
    10-15，22.

［39］陈艳，姚成．淮山药中氨基酸含量的测定［J］．氨基酸和生物资源，2004，26（2）：47-48.

［40］王勇，赵若夏，白冰，等．怀山药脂肪酸成分分析［J］．新乡医学院学报，2008，25（2）：
    112.

［41］白冰，李明静，王勇．等．怀山药化学成分研究［J］．中国中药杂志，2008，33（11）：
    1272-1274

［42］盛玮，薛建平，谢笔钧．怀山药零余子化学成分及其营养评价［J］．食品科技，2009，34
    （8）：76-79.

［43］胡国强．杨保华．张忠泉．山药多糖对大鼠血糖及胰岛释放的影响［J］．山东中医杂志，
    2004，23（4）：230-231.

［44］郜红利，肖本见，梁文梅．山药多糖对糖尿病小鼠降血糖作用［J］．中国公共卫生，2006，
    22（7）：804-805.

［45］赵国华，李志孝，陈宗道，等．山药多糖对荷瘤小鼠免疫功能的影响［J］．营养学报，2003，
    25（1）：110-112.

［46］赵国华，李志孝，陈宗道．山药多糖 RDPS-1的结构分析及抗肿瘤活性［J］．药学学报，2003，38（1）：37-41．

［47］王丽霞，刘安军，舒媛，等．山药蛋白多糖体外抗氧化作用的研究［J］．现代生物医学进展，2008，8（2）：242-245．

［48］王林丽，孟德胜．山药及其制剂的临床应用进展［J］．中国药业，2005，14（5）：77-78．

［49］郑玉红．中国薯蓣居周生翅组的系统学研究［D］．南京：南京农业大学，2006．

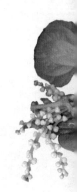